Psychiatrie in Erlangen

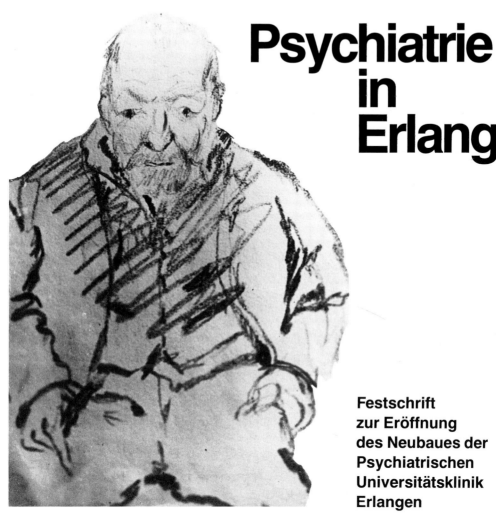

Festschrift
zur Eröffnung
des Neubaues der
Psychiatrischen
Universitätsklinik
Erlangen

Herausgegeben von
E. Lungershausen und R. Baer, Erlangen

  perimed Fachbuch-Verlagsgesellschaft mbH
D-8520 Erlangen

Anschrift der Herausgeber:
Prof. Dr. E. Lungershausen
Prof. Dr. R. Baer
Psychiatrische Universitätsklinik, Schwabachanlage 6, 8520 Erlangen

CIP-Kurztitelaufnahme der Deutschen Bibliothek

Psychiatrie in Erlangen
Festschr. zur Eröffnung d. Neubaues d. Psychiatr. Universitätsklinik Erlangen
hrsg. von E. Lungershausen u. R. Baer.
– Erlangen: perimed Fachbuch-Verlagsgesellschaft, 1985.
ISBN 3-88429-244-X

NE: Lungershausen, Eberhard (Hrsg.)

ISBN: 3-88429-244-7

Copyright 1985 by perimed Fachbuch-Verlagsgesellschaft mbH, Vogelherd 35, D-8520 Erlangen
Printed in Germany

Das Werk ist urheberrechtlich geschützt. Die dadurch begründeten Rechte, insbesondere die der Übersetzung, der Entnahme von Abbildungen, der Funksendung, der Wiedergabe auf fotomechanischem oder ähnlichem Wege und der Speicherung in Datenverarbeitungsanlagen bleiben, auch bei nur auszugsweiser Verwendung, vorbehalten. Die Wiedergabe von Gebrauchsnamen, Handelsnamen, Warenbezeichnungen usw. in diesem Werk berechtigt auch ohne besondere Kennzeichnung nicht zu der Annahme, daß solche Namen im Sinne der Warenzeichen- und Markenschutz-Gesetzgebung als frei zu betrachten wären und daher von jedermann benutzt werden dürften.

Satz und Druck: Fränkischer Tag GmbH & Co. KG, Bamberg

Inhalt

Einführung: Von der „Irrenanstalt" zur Psychiatrischen Klinik
E. Lungershausen   6

Zur Geschichte der Universitäts-Nervenklinik Erlangen
A. Rössler   9

Diagnostische Gewohnheiten einer Psychiatrischen Universitätsklinik
R. Baer   38

Psychiatrische Familienpflege und offene Irrenfürsorge: Sozialpsychiatrische Konzepte bei Gustav Kolb und heute
F. M. Böcker   62

Die kranke Seele im Labor – Eine kritische Geschichte der Psychopathometrie
W. Kinzel   84

Autoren   116

Einführung: Von der „Irrenanstalt" zur Psychiatrischen Klinik

E. Lungershausen

Im Frühjahr 1985 bezieht die Psychiatrische Klinik der Universität Erlangen-Nürnberg ihren Neubau im sogenannten „2. Bauabschnitt der Kopfklinik". Hiermit beginnt ein neues Kapitel in der Geschichte dieser Klinik, ein früheres wird abgeschlossen.
In der Turbulenz des Neubeginns und in einer zunehmend ahistorisch sich gebärdenden Zeit scheint es sinnvoll, auch einmal innezuhalten und den Blick zurückzuwenden in die Geschichte dieser Klinik, die gleichzeitig auch ein Stück Geschichte der deutschen Psychiatrie in sich schließt. Dieser Blick zurück lohnt, wenn man das Erreichte, wenn man Erfolge und Mißerfolge, kurz den zurückgelegten Weg abschätzen möchte. Vielleicht auch vermag der Verlauf der bisherigen Wegstrecke Hinweise zu geben auf Richtung und Ziel der künftigen.
Die in diesem Band enthaltenen Beiträge haben deshalb auch die Themen aus der Geschichte unserer Klinik zum Gegenstand.
Der Beitrag von *A. Rössler* bildet den historischen Hintergrund ab, soweit er sich aus alten Unterlagen und Akten rekonstruieren läßt.
Die Untersuchung von *R. Baer* zielt auf Veränderungen in der Diagnostik psychiatrischer Krankheitsbilder, wie sie sich im Verlauf der Entwicklung der Klinik und bestimmt von den verschiedenen Persönlichkeiten, die sie prägten, herausbildete und fortentwickelte.
F. M. Böckers Beitrag befaßt sich mit einem besonderen und wichtigen Problem, das gerade jetzt wieder an Aktualität gewonnen hat, nämlich dem der Familienpflege und der offenen Fürsorge und den damit verbundenen und heutigen sozialpsychiatrischen Konzepten.
Die Geschichte der Psychopathometrie, so wie sie in den letzten Jahrzehnten in der Erlanger Klinik entwickelt wurde, wird von *W. Kinzel* dargestellt. Dieser Bericht würdigt insbesondere auch die Arbeit von *H. H. Wieck,* demjenigen, der damals den Grund bereitete, auf dem der Neubau dieser Klinik erst möglich wurde. Ihm soll daher auch in dankbarer Erinnerung diese Schrift gewidmet sein.
Aufgabe unseres einleitenden Beitrages soll es sein, am Beispiel der Geschichte der psychiatrischen Klinik in Erlangen jene Punkte aufzuzeigen, die für die Entwicklung der Psychiatrie in Bayern und in Deutschland überhaupt von Bedeutung waren und hierfür Beispiele sind.
Der Blick reicht weit zurück. Es sind fast 170 Jahre vergangen, seitdem 1818 ein junger Privatdozent und späterer Professor für Anatomie und Physiologie, *J. M. Leupoldt,* zum erstenmal psychiatrische Vorlesungen in Erlangen hielt. Sie trugen den Titel „De morbis psychicis" und beinhalteten auch Erfahrungen von Studienreisen zu den damaligen „Irrenanstalten", wobei hier ebenso wie in späteren Schriften *Leupoldts* die damaligen Mißstände beschrieben und Vorschläge zur Abhilfe gemacht wurden. Er war es auch, der den Gedanken vertrat, daß in Erlangen ein eigenes psychiatrisches Krankenhaus mit Verbindung zur Universität entstehen sollte. Es gelang ihm sogar, diese Pläne zu verwirklichen; denn es war auf sein Betreiben zurückzuführen, daß in Erlangen das erste Krankenhaus für psychisch Kranke in Bayern, die „Kreis-Irrenanstalt" erbaut wurde. Als diese 1846 eröffnet wurde, war *Leupoldt* zu seiner verständlichen Enttäuschung nicht ihr erster Direktor, aber er hatte immerhin die Genugtuung, daß einer seiner Schüler, nämlich *K. A. Solbrig,* die Leitung übernahm. *Solbrig* war ein Mann der Praxis, dem zunächst

einmal daran lag, seine neue Klinik aufzubauen und seinem Fachgebiet, der Psychiatrie, zu dem ihm gebührenden Platz innerhalb der anderen medizinischen Disziplinen zu verhelfen. Er wurde Honorar-Professor für Psychiatrie in Erlangen, eine ordentliche Professur allerdings blieb ihm versagt, nicht aber Anerkennung dadurch, daß er 1859 nach München berufen wurde, um hier eine neu errichtete Anstalt zu übernehmen. Eine Berufung als „ordentlicher Professor für Psychiatrie" nach Berlin lehnte er ab, und neben seiner Arbeit als klinischer Psychiater war es wohl auch diese Ablehnung, die ihm später zahlreiche Ehrungen einbrachte, wie die Ernennung zum „ordentlichen Professor" an der Münchner Universität, die Ernennung zum „Hofrat" und die Verleihung des Adelstitels. Ehrungen wie diese betreffen aber nicht nur die Person, sie deuten auch darauf hin, daß man es damals verstand, dieses neue Fach „Psychiatrie" als Aufgabe zu erkennen und zu würdigen.

Hier in Erlangen versuchten seine Nachfolger die Arbeit fortzusetzen. Unmittelbarer Nachfolger war *F. W. Hagen,* der 1859 die Leitung der Klinik übernahm und 1862 zum „außerordentlichen Professor" für Psychiatrie ernannt wurde. Allerdings wollte *Hagen* seinen Unterrichtsauftrag 1874 zurückgeben, da er keine Studenten mehr in seiner Vorlesung hatte. Hier war vorhergegangen, daß Psychiatrie als Unterrichts- und Prüfungsfach zwar 1862 in Bayern eingeführt wurde, aber 1871 nach Einführung der preußischen Prüfungsordnung im „Deutschen Reich" als solches gestrichen werden mußte. Erst 1901 wurde dieser Rückschritt, den er für die bayerische Ausbildung der jungen Mediziner darstellte, wieder korrigiert. *Hagen* erging es ähnlich wie *A. Bumm,* der von 1887 an die Klinik führte. Auch er bemühte sich, seinem Fach innerhalb des Gesamtgebietes der Medizin entsprechende Geltung zu verschaffen. Jedoch erst *E. Specht* gelang es im Jahre 1903, eine eigene Klinik, unabhängig von der früheren „Heil- und Pflegeanstalt", zu schaffen und gleichzeitig auch den Rang seines Fachgebietes durch seine Berufung als erster „ordentlicher Professor für Psychiatrie" an die Fakultät der Universität Erlangen zu betonen. Inzwischen war aber hinter den zunächst so faszinierend erscheinenden psychischen Krankheiten und Störungen auch der somatische Bestandteil dieses Fachgebietes, die Neurologie, hervorgetreten. Sie wurde nun mit der Psychiatrie vereinigt und die psychiatrische Klinik 1927 umbenannt in „Psychiatrische und Nervenklinik der Universität Erlangen", eine Bezeichnung, die diese Klinik bis zum Jahre 1982 beibehielt. Während *Bumm* sich, Arbeitsrichtungen seiner Zeit entsprechend, als Forscher noch vorwiegend mit hirnanatomischen Problemen befaßt hatte, arbeitete *Specht* schon für eine „neue Belebung der klinischen Psychiatrie auf dem Boden der psychologisch-physiologischen Forschung unter Zurückdämmung der seit Jahrzehnten unsere Disziplin allseitig beherrschenden anatomischen Richtung", wobei sein Arbeitsgebiet vorwiegend die manisch-depressiven Erkrankungen und die organischen Psychosen waren. Die Anerkennung, die *Specht* allgemein innerhalb der Universität genossen haben muß, zeigt sich durch die Tatsache, daß er mehrfach Dekan der Medizinischen Fakultät war und im Jahre 1914/15 noch zu deren Rektor gewählt wurde. Es war während seiner Zeit, als auch andere bedeutende Psychiater in der Erlanger Klinik als Oberärzte tätig waren, so z. B. *Karl Kleist* von 1909 bis 1916 und mit ihm gemeinsam auch *Karl Leonhard,* ebenso *Gottfried Ewald* von 1919 bis 1933. Sie alle übernahmen später Lehrstühle an anderen Universitäten.

Von 1934 bis 1945 wurde die Klinik von *F. Meggendorfer* geleitet, dessen Arbeitsgebiet vorwiegend im somatischen Bereich der Psychiatrie lag. Er arbeitete beispielsweise über infektiöse Krankheiten des Zentralnervensystems. Von 1945 bis 1948 war der Lehrstuhl für Psychiatrie verwaist. Er wurde interimistisch durch *W. Ritter von Baeyer* wahrgenommen, der von Nürnberg aus in dieser Zeit in Erlangen die Vorlesungen hielt und auch die Prüfungen abnahm. Die Klinik selbst wurde vertretungsweise durch jemand anderen geleitet. Dieser zweifelsohne schwierige Zustand, der wohl nur deshalb erträglich war, weil in *von Baeyer* ein besonders hochrangiger Psychiater zur Verfügung stand, fand ein Ende 1947, als *H. Scheller* nach Erlangen berufen wurde. Er übernahm allerdings 1949 die Universitätsklinik in Würzburg, und sein Nachfolger wurde *F. E. Flügel,* der 1949 seinen

Lehrstuhl an der Universität Halle aufgrund der Berufung nach Erlangen aufgab. Er hatte hier bis 1966 den Lehrstuhl für Psychiatrie und Neurologie inne und war ein ebenso engagierter Kliniker wie Wissenschaftler. Besonders intensiv befaßte er sich mit therapeutischen Fragen. Er war Vorsitzender des Collegium Internationale Neuropsychopharmacologicum, befaßte sich mit Wirkungen und Nebenwirkungen der Phenothiazine, zum Teil zusammen mit seinem Mitarbeiter *Bente,* und widmete sich auch bereits den ersten auftauchenden Problemen und Fragen der Therapieresistenz und den Gefahren von prolongierten depressiven Verstimmungen. Nach ihm war es *Hans-Heinrich Wieck,* der von 1967 bis 1980 die Klinik leitete und dessen Tätigkeit als Wissenschaftler noch jedem in unserem Fach deutlich in Erinnerung steht. Seine Arbeiten über die Funktionspsychosen und seine Versuche, psychische Veränderungen meßbar, quantifizierbar zu machen, haben bleibende Bedeutung und Weltgeltung.

Er starb, für alle völlig überraschend, plötzlich und aus der vollen Arbeit heraus. Die Klinik wurde kommissarisch von *H. Daun* geleitet, bis diese dann 1982, entsprechend dem Fortschreiten der Entwicklung im Bereich der beiden Fachgebiete der Psychiatrie und Neurologie, in eine Psychiatrische und eine Neurologische Klinik der Universität Erlangen-Nürnberg geteilt wurde, wobei die Psychiatrische Klinik zunächst noch im alten Bau verblieb und erst jetzt, im Jahre 1985, endlich auch in eine angemessene räumliche Umgebung übersiedeln konnte.

Betrachtet man in dieser Kurzform die lange und mühevolle Geschichte unseres Fachgebietes der Psychiatrie, so sieht man auch in der Geschichte dieser Klinik die jeweiligen zeit-immanenten Probleme und Schwierigkeiten sich widerspiegeln. Der Beginn war der Versuch, Psychiatrie zu einer medizinischen Disziplin zu machen, die psychisch Kranken herauszuholen aus ihren früheren Gefängnissen und Verwahranstalten, und zunächst einmal erste Möglichkeiten der Erkennung und der Therapie von psychischen Krankheiten und Störungen aufzuzeigen. Diese ersten Psychiater haben lange für ihre Patienten und für ihr Fach kämpfen müssen, dennoch aber durchaus Bedeutung und Geltung erlangt. Es war ein glücklicher Umstand, daß die psychiatrische Klinik in Erlangen von Anfang an mit der Universität verbunden war, auch wenn sie späterhin, entsprechend der veränderten Aufgabenstellung, die Universitätsklinik vom Bezirkskrankenhaus trennte. Auch die Eigenständigkeit von Psychiatrie und Neurologie, die man lange Zeit verbissen zu wahren suchte und die sich heute als 2 eigenständige Fachgebiete sehen, wenn auch einander eng benachbart, und an vielen Stellen durch Überschneidungen ihrer diagnostischen und therapeutischen Aufgaben verbunden. Auch jene schlimme Zeit, in der das nationalsozialistische Regime unheilvollen Einfluß auf die Psychiatrie nahm, ist an Erlangen nicht spurlos vorübergegangen. Wenn auch die psychiatrische Universitätsklinik von diesen Ereignissen weniger betroffen war und dem damaligen Leiter *Meggendorfer* wohl kein Vorwurf gemacht werden konnte, so gab es doch andere, die von bösem Einfluß für die Psychiatrie der damaligen Zeit waren, unheilvoll für ihre Patienten und ihre Schüler. Ihre Namen sind des Nennens in der Tat nicht wert. Mit dem Ende dieser unmenschlichen Zeit begann auch in der Psychiatrie in Erlangen sowie im übrigen Deutschland ein neuer Beginn.

Scheller, Flügel und *Wieck* sind Namen, die für diesen Neubeginn stehen. Auf das, was sie erreicht und erarbeitet haben, gilt es jetzt aufzubauen. Es gilt Altes zu bewahren und auf seine Berechtigung hin zu prüfen, es gilt Neues zu entwickeln und auf seinen Wert hin kritisch zu befragen. Psychiatrie steht immer noch am Anfang. An manchen Punkten lernen wir gerade, die Fragen richtig zu formulieren. Psychiatrie ist keineswegs am Ende, wie uns manche, die das Politisieren mit psychisch Kranken nicht zu lassen vermögen, heute klarmachen möchten, Psychiatrie ist immer am Anfang ihres Weges. Sie hat hierbei schon vieles und Großes erreicht. Wenn wir diesen Weg weitergehen in der Bescheidenheit dessen, der nach Wahrheit sucht, und in der Gewißheit dessen, der die Hilfe für andere als seine Aufgabe weiß, dann werden wir den weiteren Weg wohl richtig gehen.

Zur Geschichte der Universitäts-Nervenklinik Erlangen

A. Rössler

Der Geschichte der Universitäts-Nervenklinik nachzugehen, geschah auf Anregung und Wunsch des am 2. Januar 1980 verstorbenen Direktors der Klinik, Professor Dr. *Hans Heinrich Wieck*. Das Manuskript wurde ihm zu seinem 60. Geburtstag am 23. August 1978 überreicht. 1978 war auch das Jahr, in dem die Klinik auf ihr 75jähriges Bestehen zurückblicken konnte. Am 1. Oktober 1903 hatte sie ihren Betrieb aufgenommen, nachdem im Juni der Vertrag zwischen der Kreisvertretung von Mittelfranken und der Universität Erlangen zum Zwecke der Einrichtung einer psychiatrischen Klinik innerhalb der mittelfränkischen Kreisirrenanstalt in Erlangen abgeschlossen worden war. Der Vertrag beendete die Personalunion zwischen dem Direktor der Anstalt und dem Professor für Psychiatrie und räumte für die Universität eine eigene psychiatrische Abteilung ein. Dem Vertragsabschluß geht eine Geschichte voraus, die sich über mehr als ein halbes Jahrhundert, in dem mannigfache Schwierigkeiten verschiedenster Art überwunden werden mußten, erstreckte.
Im vorliegenden Text wird im wesentlichen das Zustandekommen der Psychiatrischen Klinik als Institution der Universität und ihr Verhältnis zur Erlanger Heil- und Pflegeanstalt, aus der sie hervorgegangen ist und mit der sie lange Zeit in Verbindung war, behandelt. Aus Gründen der Kompetenz ist die medizinische Seite unberücksichtigt geblieben. Weder ist die Entwicklung der Psychiatrie und Neurologie als Fachdisziplinen, noch sind die Fortschritte in der Forschung innerhalb der Klinik und ihre Auswirkungen auf die ärztliche Tätigkeit untersucht worden.
Der Darstellung liegen fast ausschließlich die Akten des Archivs der Universität Erlangen-Nürnberg zugrunde. Sekundärliteratur wurde nur in wenigen Ausnahmefällen herangezogen. Folglich konnte die Entwicklung der Erlanger Klinik nicht in den historischen Zusammenhang mit den übrigen deutschen Nervenkliniken gestellt werden. Das Aktenmaterial der Heil- und Pflegeanstalt ist nicht eingesehen worden.

Erste psychiatrische Vorlesungen an der Universität

Der Gedanke, an der Erlanger Universität die Psychiatrie einzubeziehen und auch die Möglichkeit klinischen Unterrichts zu schaffen, geht auf *Johann Michael Leupoldt* (1794 bis 1874) (Abb. 1) zurück. *Leupoldt* hatte in Erlangen studiert und mit einer Dissertation „de systematis gangliaris natura" zum Doktor der Medizin promoviert. Seine pro venia legendi zu verteidigende Dissertation handelte „de animae humanae natura". Mit seiner Verteidigung dieser Abhandlung wurde er 1818 Privatdozent. Bereits im Wintersemester 1818/19 hielt er Vorlesungen. Neben allgemeiner Anatomie und Physiologie las er „de morbis psychicis". Damit zählt die Universität Erlangen mit zu den ältesten Pflegestätten

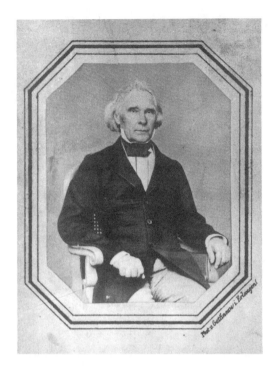

Abb. 1 *Johann Michael Leupoldt.* 1818 Priv.-Doz., 1821 ao. Prof., 1826–1874 o. Prof. der Medizin an der Universität Erlangen.

der Psychiatrie. Von Anfang bis Ende seiner Lehrtätigkeit hat *Leupoldt* Kollegs über Pathologie und Therapie der psychischen Krankheiten gehalten (12).

Im Wintersemester 1820/21 wurde *Leupoldt* vom Ministerium zu einer Reise bestimmt, die hauptsächlich der Psychiatrie und dem Irrenhauswesen gelten sollte. Er besuchte zahlreiche Irrenanstalten, vor allem in Norddeutschland, wo es um das Irrenhauswesen bereits besser bestellt war als in Bayern. Mehrere Monate trieb er Studien an der Charité in Berlin. Nach seiner Rückkehr nach Erlangen erfolgte seine Ernennung zum außerordentlichen Professor der Medizin. 1826 wurde er zum ordentlichen Professor befördert (1). Die Erfahrungen, die er auf dieser Studienreise gesammelt hatte, fanden ihren Niederschlag u. a. in seiner Vorlesung „de institutorum et curandis et custodiendis animi morbo affectis inservientium (Heil- und Aufbewahrungs-Anstalten für Seelenkranke) organisatione recta" im Wintersemester 1822/23 und vor allem in seiner 1824 erschienenen Schrift „Über Wohlfeile Irrenanstalten, ihre Beziehung zu Straf- und Zwang-Arbeitsanstalten einerseits und zu medicinischen Lehranstalten andrerseits; sowie über einige wichtige Beziehungen der psychischen Heilkunde zur gesammten Medicin" (8).

Schon der Titel deutet die allgemeine Lage der Seelenheilkunde zu Beginn des 19. Jahrhunderts sowie die Bestrebungen des Autors an. *Leupoldt* hatte auf der Reise gesehen, daß Sachsen und Preußen bereits für heilsame Irrenanstalten gesorgt hatten, wußte aber auch, daß die übrigen bestehenden Anstalten der Verbesserung bedurften. Sie waren zum großen Teil ungeeignet, verwahrlost, häufig in schaudererregendem Zustand und „oft mehr geeignet, Irre zu machen, als solche zu heilen" (8). Zudem fehlte es an Ärzten, die für diese Krankheiten ausgebildet waren. „In den letzten Jahrzehnten war theoretisch auf dem Gebiet der Geistes- oder Seelen- oder Gemütskrankheiten viel geleistet worden, praktisch dagegen sehr wenig" (8).

Die nur 60 Seiten umfassende Schrift legt *Leupoldts* Ideen über zweck- und zeitgemäße Irrenanstalten dar. Nach seiner Vorstellung gehörte dazu ein eigens eingerichtetes Gebäude mit Möglichkeiten zu handwerklicher, künstlerischer und ökonomischer Beschäftigung der Kranken. Die heilbaren Kranken wollte er von den unheilbaren in gesonderten Anstalten untergebracht wissen. Er forderte, daß die Heilanstalten in umittelbare Verbindung mit medizinischen Lehranstalten gebracht werden sollten, was nebenbei eine Einsparung an Besoldung einbringen würde; denn ein Lehrer der psychiatrischen Heilkunde als Arzt an der Anstalt würde zugleich klinischen Unterricht für die Studierenden ermöglichen (8).

Leupoldt betonte, daß die Irrenanstalten besonders ausgebildeter Ärzte bedürfen, nicht etwa gar Philosophen oder Geistlicher, wie man in früheren Zeiten gemeint hatte. Die Irrenheilkunde müsse in die Hände von Ärzten gelegt werden, „weil wegen allgemeiner und steter inniger Gemeinschaft zwischen leiblichem und geistigem Leben des Menschen kein Fall von Seelenkrankheit denkbar ist, ohne alle Mitbeteiligung des physischen Organismus, also auch eine möglichst zweckmäßige, schnelle, sichere und vollständige Heilung nicht denkbar ist, ohne mehr oder weniger gleichzeitige Einwirkung auf beide Lebenssphären. Ja vieles, was als Seelenkrankheit gilt, ist sogar hauptsächlich physisch ursächlich begründet, was also nur vom Arzte richtig erkannt . . . werden kann" (8). Die Irrenheilkunde mußte folglich Sache der Ärzte sein und als ein Teilgebiet der gesamten Medizin betrachtet werden. Auch klinische Übung, für die es an den medizinischen Lehranstalten eigene Lehrer und Einrichtungen gab, strebte *Leupoldt* für dieses Fach an. Er hielt Übung und Unterricht in bezug auf Psychiatrie überdies nicht bloß für einige Irrenärzte, sondern für alle Ärzte für notwendig, zumal gedruckte Literatur zur Information für den praktischen Gebrauch auf diesem Gebiet noch relativ wenig existierte und die ganze Psychiatrie in lebhafter Um- und Fortbildung begriffen war. Auch der praktische Arzt sollte krankhafte Seelenzustände zu behandeln wissen. Wie das Hauptstreben der damals neuen medizinischen Lehranstalten auf klinischen Unterricht und Übung gerichtet war, sollte dies nach *Leupoldts* Überzeugung auch für die Psychiatrie gelten. Er sah die ärztliche Theorie im ganzen gefährdet, wenn diesem Mangel nicht abgeholfen würde. Diese Leitgedanken hat er bis zum Ende seiner Lehrtätigkeit verfolgt.

Wie sehr *Leupoldts* Neigung speziell zur Psychiatrie tendierte, zeigt sich auch darin, daß er nach Rückkehr von seiner Studienreise die Absicht hatte, eine Hilfsarztstelle an der Irrenanstalt für die preußische Rheinprovinz in Siegburg anzunehmen. Er entschloß sich letztlich nicht dazu, um seine akademische Laufbahn nicht zu unterbrechen. Von diesem Zeitpunkt an versuchte er jedoch, seine Idee zu realisieren, „daß eine Irrenanstalt in Erlangen selbst zustande und behufs psychiatrischer Klinik mit der Universität in Verbindung komme" (9).

Errichtung der Kreisirrenanstalt in Erlangen

Bei den Regierungspräsidenten Mittelfrankens fand *Leupoldt* hierfür ein offenes Ohr. Sie forderten ihn auf, an der Verwirklichung dieses Planes mitzuwirken, was er über viele Jahre hin mit großem Einsatz und unter persönlichen Opfern auch getan hat. Kein Entgegenkommen fand er jedoch beim Senat und bei der medizinischen Fakultät der Universität. *Leupoldt* ließ sich dennoch nicht beirren. Seinem unverdrossenen Einsatz und Bemühen, seiner sachkundigen Beratung von 1827 an ist es immerhin zu verdanken, daß in Erlangen die erste bayerische Irrenanstalt erbaut wurde (Irrenhäuser bestanden

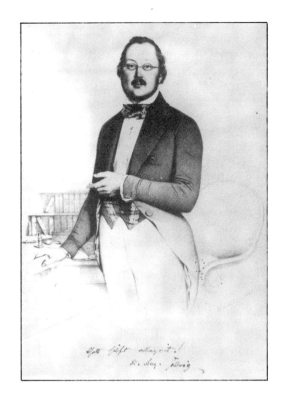

Abb. 2 *Karl August Solbrig.* 1849–1859 Prof. honorar. der Psychiatrie.

bereits in Schwabach und St. Georgen bei Bayreuth, in Nürnberg, Bamberg sowie eine Irrenabteilung im Juliusspital in Würzburg, doch waren dies lokale Anstalten). Die Grundsteinlegung erfolgte im Jahre 1834. Nach einer Bauperiode von 12 Jahren konnte 1846 die Anstalt, deren Träger der Regierungsbezirk Mittelfranken war, eröffnet werden. Sein Ziel, sie mit der Universität in Verbindung zu bringen, hat *Leupoldt* zu seinem Leidwesen nicht erreicht. Auch eine zweite Enttäuschung mußte er hinnehmen. Er wurde nicht, wie er gewünscht und erwartet hatte, Direktor der Anstalt. Es wurde ihm auch nicht die Klinik übertragen. Er mußte sich damit zufriedengeben, daß die Leitung der Anstalt einem seiner ehemaligen Zuhörer anvertraut wurde.
Dieser ehemalige Hörer *Leupoldts* war *Karl August Solbrig* (1809–1872) (Abb. 2), der sein Medizinstudium 1827 in Erlangen begonnen, 1829 in München fortgesetzt hatte und sich, wohl von *Leupoldt* beeinflußt, schon während des Studiums besonders für die Psychiatrie interessiert hatte. 1835 legte er das Staatsexamen ab. Als er 1836 ein Staatsstipendium für eine Studienreise erhielt, besuchte er verschiedene Irrenanstalten und Lehrstätten in Deutschland, Belgien und Frankreich und arbeitete mehrere Monate an der Charité in Berlin unter dem dirigierenden Arzt der Irrenabteilung *Karl Wilhelm Ideler*. Über die gewonnenen Einsichten und Erfahrungen verfaßte er einen Bericht mit programmatischen Vorschlägen für die öffentliche Irrenfürsorge und für die Einrichtung des psychiatrischen Unterrichts in Bayern. *Solbrig* ließ sich zunächst in Fürth als praktischer Arzt nieder. 1846 wurde ihm die Leitung der neuen Irrenanstalt in Erlangen übertragen.
Die ersten Kranken kamen von Schwabach aus dem 1781 eröffneten, für etwa 50 Kranke berechneten Irrenhaus, das aber nur ein Teil des dortigen Zucht- und Arbeitshauses war, mit dem zusammen es von einer Person verwaltet wurde (4). Das Schwabacher Irrenhaus

war praktisch nur eine Aufbewahrungsanstalt, der der ausgesprochene Heilzweck fehlte. Die Kranken vegetierten unter trostlosen Verhältnissen dahin. 1809 wurde von dem damaligen Verwalter, *Friedrich Troitzsch,* vorgeschlagen, die Anstalt in eine größere Stadt mit einer Akademie, z. B. Erlangen, zu verlegen, vermutlich, um den Kranken eine fachärztliche Behandlung angedeihen zu lassen. Dazu kam es nicht. 1841 wurde überhaupt erstmals ein Arzt Inspektor des Irrenhauses. *Troitzschs* Vorschlag fand seine Realisierung erst, als die mittelfränkische Kreisirrenanstalt in Erlangen in Betrieb genommen werden konnte. Das Schwabacher Irrenhaus wurde aufgelöst, die 41 Kranken nach Erlangen geleitet. Die Überführung besorgte *Solbrig* zusammen mit dem zum Assistenzarzt ernannten *Friedrich Wilhelm Hagen,* der, wie *Solbrig,* aus dem Hörerkreis *Leupoldts* kam. Beide sorgten auch für geeignetes Pflegepersonal.

Solbrigs Bestreben war, den Kranken ärztliche Fürsorge angedeihen zu lassen und ihnen auch Verständnis bei den gesunden Mitmenschen zu verschaffen. Vor allem aber war ihm daran gelegen, der Psychiatrie zu Ansehen und Gleichberechtigung unter den übrigen medizinischen Lehrfächern zu verhelfen. Im Geiste *Leupoldts* strebte er danach, die Anstalt durch eine psychiatrische Klinik (im Sinne eines Unterrichts am Krankenbett) mit der Universität zu verbinden. Am 25. 9. 1847 richtete *Solbrig* ein Gesuch an das Staatsministerium des Innern für Kirchen- und Schulangelegenheiten zur Errichtung einer ordentlichen Professur der psychiatrischen Klinik. Da das Gesuch ohne Antwort blieb, wiederholte er es am 7. Dezember. Der Senat, der daraufhin vom Ministerium um Stellungnahme gebeten worden war, erhob aber Bedenken, einerseits aus finanziellen Gründen, weil die Universität bereits einen ordentlichen Professor der Medizin, der Psychiatrie las, besaß und es bei ihrem relativ geringen Umfang untunlich und nachteilig sein mußte, „zu dem so sehr einzelnen Zweck der psychiatrischen Klinik eine eigene Professur zu errichten" (1), andererseits erschien es dem Senat unratsam, „die Direktion einer der Universität fremden Anstalt mit ihr in amtliche Verbindung zu setzen und zwar in eine solche, welche lediglich auf jener Anstalt selbst beruht. Es ist immer schon im höchsten Grade wünschenswert, daß, wer der Universität angehört, ihr auch ganz und ausschließlich angehöre, damit er nicht in die Lage komme, abwägen zu müssen, wie viel er ihr und wie viel er einem anderen Lebensberufe schuldig sei."

Klinisch-psychiatrischer Unterricht für Studierende – noch keine Professur

Einen Vorschlag in *Solbrigs* Eingabe aber unterstützte der Senat. Er wies darauf hin, daß die Universität von dem Bestehen der Anstalt profitieren könnte, wenn der König die Direktion der Kreisirrenanstalt ermächtigen würde, eine psychiatrische Klinik an derselben zur freiwilligen Benutzung durch die Studierenden einzurichten (1). Als Beispiel für eine solche vorteilhafte und nützliche Einrichtung konnte auf die Zusammenarbeit der Irrenanstalt Siegburg mit der Universität Bonn hingewiesen werden. *Solbrigs* Bemühen blieb der Erfolg nicht versagt. Das Staatsministerium des Innern gestattete *Solbrig* mit Schreiben vom 10. 2. 1849, „in der Eigenschaft eines professor honorarius einen Lehrkurs der psychiatrischen Klinik an der Kreisirrenanstalt zum Zwecke praktischen Unterrichts in der Erkenntnis und Heilung von psychischen Krankheiten, sowie der Übung in psychologisch gerichtlichen Gutachten" (1) zu eröffnen. Das Ministerium fügte der Genehmigung verbindliche Bestimmungen bei. Nach denen durften zu dem Lehrkurs nur Mediziner zugelassen werden, die nach abgelegter theoretischer Prüfung im biennium practicum standen. Studierende durften nicht in größerer Anzahl in das Innere der Anstalt eingelassen werden. Sie mußten sich zu bestimmten Zeiten im Empfangszimmer versammeln, wo ihnen einzelne Kranke in instruktiver Auswahl vorgestellt werden sollten. Wöchentlich 2mal durften 2 bis 3 von den Studierenden den Oberarzt der Anstalt (also *Solbrig*) bei der regelmäßigen Vormittagsvisite durch die dem Arzt passend erscheinenden Krankenzimmer begleiten. Ferner wurde gestattet, daß je 2 Mediziner nach vollendetem psychiatrischem Lehrkurs und bestandener Schlußprüfung mit Genehmigung der Kreisregierung für mindestens 2 Monate und höchstens 1 Jahr zur weiteren Ausbildung in der Psychiatrie in die Anstalt eintreten. Dies hatte in der Eigenschaft unbesoldeter Assistenten auf eigene Kosten zu erfolgen. Als Bewohner der Anstalt mußten sie sich deren Hausgesetzen unterwerfen.

Solbrig hatte einen Teilerfolg erzielt, mit dem er sich aber nicht zufrieden gab. Nicht allein aus persönlichen Gründen, sondern vorwiegend um der Sache willen beantragte er in einem an den König gerichteten Schreiben am 14. 7. 1850 erneut einen ordentlichen Lehrstuhl für die praktische Psychiatrie und seine Ernennung zum ordentlichen Professor, denn „die praktische Psychiatrie soll, wie es nun allenthalben anerkannt ist, ärztliches Gemeingut werden, und es hat dies auch neuerdings ... die ärztliche nach München berufene Reformkommission in dem Satz formuliert: ‚daß jeder Arzt von nun an angehalten werden möge, einen psychiatrischen Cursus zu absolvieren' ", danach „kann es auch an einer Universität, wo, wie hier, durch eine renommierte und bedeutende Anstalt alles wissenschaftliche Material im reichsten Maß gegeben ist, keine Frage mehr sein, daß die psychiatrische Klinik nicht auf das diskretionäre Walten, wie es prinzipgemäß in der Honorarprofessur liegt, sondern auf einen wirklichen öffentlichen ordentlichen Lehrstuhl für praktische Psychiatrie gegründet und hiermit das Lehren und Hören nicht bloß zum Recht, sondern auch zur Pflicht gemacht werde, wie dies auf anderen Universitäten, in deren Mitte geordnete Anstalten bestehen, wie z. B. in Halle, Berlin, bereits der Fall ist. Bayern wird da wohl nicht zurückstehen, denn so allein und durch die geschaffene Ebenbürtigkeit mit den übrigen Kliniken kann die psychiatrische zugleich das ihr zukommende Ansehen bei den Studierenden selbst bekommen und behaupten. Legt der Staat Wert auf das Fach, dann tun dies auch die Lernenden" (1).

Solbrig wies mit Nachdruck darauf hin, daß es nicht genüge, lediglich praktische Lehrkurse zu halten. Der methodische und geschlossene Vortrag, und zwar *vor* dem klinischen Kursus, sei zum Verständnis der klinischen Demonstration notwendig, zumal es noch zu wenig Literatur auf diesem Gebiet gebe; Theorie und Praxis müßten aus *einem* erfahrenen Munde kommen, wenn beides die gehörige Frucht tragen sollte. *Solbrig* konnte zur Unterstreichung seiner Darlegung berichten, daß in den beiden vergangenen Semestern (1849/50 und 1850) seine klinischen Vorträge und Demonstrationen sichtbare Teilnahme eines relativ großen Hörerkreises, bestehend aus älteren Medizinstudierenden, Assistenten der übrigen Kliniken und jungen Ärzten, gefunden hatten. *Solbrigs* Gesuch wurde vom Staatsministerium abgelehnt (1). Die Ablehnung hat ihn um der Sache willen sowie auch persönlich tief getroffen. Er hielt es nicht förderlich für das Ansehen des Leiters einer königlichen Anstalt, in der untersten akademischen Rangordnung zu stehen. Persönlich fand er sich ungerecht behandelt. Vom Ministerium war er fortwährend mit organisatorischen Aufträgen zur Schaffung einer musterhaften Irrenpflege in Bayern neben der Leitung seiner Anstalt betraut worden; er hatte in diesem Rahmen in Sachen der Anstalt Irsee und der Errichtung einer oberpfälzischen und oberbayerischen Anstalt gearbeitet und fand sich nun gewissermaßen um eine Anerkennung betrogen.

Es hatte *Solbrig* auch nicht behagt, daß in der Übersicht des Personalstandes der Universität für das Wintersemester 1849/50, in dem er erstmals klinische Vorträge hielt und Demonstrationen anschloß, seinem Namen lediglich beigefügt war „Professor honorarius für psychiatrische Klinik". Ihm genügte dies nicht, weil daraus nicht erkennbar wurde, woher er das Material seiner klinischen Demonstrationen nahm, zumal die psychiatrische Klinik in der Übersicht nicht unter den klinischen Instituten der Universität aufgeführt war. Er ersuchte den Senat, im Personalstandregister beifügen zu lassen „Kgl. Oberarzt und Vorstand der Kreisirrenanstalt". Auch dies wurde vom Staatsministerium abgelehnt (19. 7. 1850). Wenn dennoch in der Übersicht zum Wintersemester 1850/51 der volle, von *Solbrig* gewünschte Wortlaut erschien, so geschah dies offenbar auf *Solbrigs* eigene Initiative und wurde stillschweigend geduldet und nach *Solbrigs* Weggang von Erlangen auch fortgesetzt. Ab Wintersemester 1854/55 erschien unter den Attributen der Universität endlich auch die Psychiatrische Klinik. Dank *Solbrigs* Einsatz waren Universität und Anstalt durch die Einrichtung einer psychiatrischen Klinik, an der die Studenten mit Interesse teilnahmen, in Beziehung zueinander getreten.

Als 1859 in München die erste oberbayerische Kreisirrenanstalt eröffnet wurde, ging *Solbrig* als deren Vorstand und Oberarzt dorthin. Bei der Naturforscher- und Ärzteversammlung 1861 in Speyer, wo *Solbrig* im Auftrag der *Vereinigung Deutscher Irrenärzte* ein Referat über psychiatrische Klinik hielt, konnte er sich des Erfolges erfreuen, daß auf sein Referat hin die Versammlung den Beschluß faßte, „daß bei allen deutschen Universitäten baldmöglichst psychiatrische Lehrstühle und Kliniken eingerichtet werden und daß die Psychiatrie zum obligatorischen Unterrichtsgegenstande erhoben werde". Die Versammlung empfahl außerdem die Benutzung von Irrenanstalten zum klinischen Unterricht und deshalb auch die Erbauung neuer Irrenanstalten in der Nähe von Universitäten. Tatsächlich wurden in der Folge mehrere Lehrstühle der Psychiatrie in Bayern errichtet, und 1862 wurde Psychiatrie obligatorisches Unterrichtsfach.

Außerordentliche Professur für klinische Psychiatrie

Nach *Solbrigs* Weggang wurde der bisherige Assistenzarzt *Friedrich Wilhelm Hagen* (1814–1888) (Abb. 3) dirigierender Arzt der Kreisirrenanstalt. Als er im Herbst 1859 sein neues Amt antrat, griff er sogleich auch das Problem der Stellung der Irrenanstalt zur Universität auf. Mit *Solbrigs* Ausscheiden war ja zugleich die Beziehung zur Universität abgebrochen. Am 2. 11. 1859 richtete *Hagen* ein Schreiben an die medizinische Fakultät, in dem er sich bereit erklärte, wie sein Vorgänger im Amt Vorträge über Psychiatrie mit klinischen Demonstrationen zu halten. Er hielt dies für notwendig nicht nur im Hinblick darauf, daß die Psychiatrie zu einem Fachstudium, aus welchem examiniert wurde, geworden war, sondern weil überhaupt die Unterweisung der Studierenden der Medizin auch in der Pathologie und Therapie der Psychosen anerkanntermaßen von höchster Wichtigkeit geworden war.

Wenn *Hagen* eine Professur anstrebte, so war ihm nichts an dem Titel eines Honorarprofessors gelegen, vielmehr wollte er der medizinischen Fakultät in Wirklichkeit angehören. Er stellte der Fakultät, falls sie sein Anerbieten akzeptieren sollte, anheim, den Modus zu bestimmen, unter welchem sein Eintritt geschehen sollte. Durch zahlreiche Veröffentlichungen hatte sich *Hagen* bereits einen Namen gemacht, so daß sein Vorschlag dem Dekan, der selber wünschte, daß die Studierenden auch weiterhin eine psychiatrische Klinik frequentieren konnten, höchst genehm war. Die Leistungen zur Habilitation

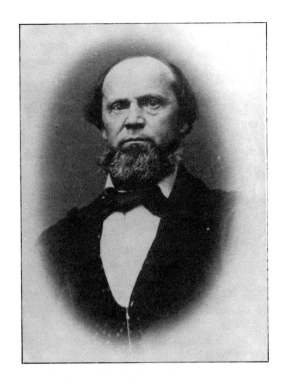

Abb. 3 *Friedrich Wilhelm Hagen.* **1846–1849 Assistenzarzt an der Kreisirrenanstalt, 1859–1887 Direktor der Anstalt. 1860 Priv.-Doz., 1862–1887 ao. Prof. der Psychiatrie.**

Hagens für die psychiatrischen Vorträge wurden dank seiner innerhalb von 20 Jahren erschienenen zahlreichen Schriften auf eine Probevorlesung „Über das Verhältnis der Psychiatrie zur Psychologie" beschränkt, die er am 4. 1. 1860 erfolgreich hielt. Nach Äußerungen des Dekans konnte sich die Fakultät glücklich schätzen, diesen Mann als Privatdozenten für die Universität gewonnen zu haben.

Als *Hagen* 1859 die Leitung der Anstalt übernommen hatte, war die Zahl der kranken Insassen bereits auf über 180 angewachsen und stieg ständig weiter. Damit stellten sich immer größere Anforderungen an den Leiter, so daß die Führung der Anstalt und das Abhalten von Vorlesungen das Leistungsvermögen einer Person überstiegen. Dennoch erklärte sich *Hagen* bereit, im Interesse der Psychiatrie und der Studierenden weiterhin zu lesen und zu demonstrieren, allerdings nicht als Privatdozent.

Die medizinische Fakultät sah in der psychiatrischen Klinik inzwischen selbst eine notwendige und wertvolle Ergänzung der anderen praktischen Fächer der Heilkunde für den angehenden praktischen Arzt und hatte bereits in anderem Zusammenhang befürwortet, die Psychiatrie unter die Fächer aufzunehmen, aus welchen bei dem Examen pro gradu geprüft wurde. Sie hätte sich außerdem gegenüber den beiden anderen Landesuniversitäten, an denen psychiatrische Klinik gehalten wurde, im Nachteil gesehen, wenn in Erlangen der Unterricht nicht fortgesetzt worden wäre. Der Wegfall hätte sich zwangsläufig auf die Frequenz der medizinischen Fakultät auswirken müssen, weil Psychiatrie Prüfungsfach beim Schlußexamen für Mediziner geworden war, dieses Examen zu dieser Zeit zudem nur in München abgehalten wurde. Folglich war die Fakultät äußerst daran interessiert, *Hagen* entgegenzukommen.

Für *Hagen* bedurfte es keiner Überlegung, die Fakultät wissen zu lassen, an welche Art Beförderung er dachte. Die Stellung eines Honorarprofessors war ihm zu unbestimmt und erschien ihm in zu zweifelhaftem Lichte. Als dirigierendem Arzt der Irrenanstalt hätten es ihm andererseits die Amtsgeschäfte niemals erlaubt, die mit einer ordentlichen Professur verbundenen Pflichten zu erfüllen. So blieb also nur die Stellung einer außerordentlichen Professur zu erbitten, die seinem Verhältnis zur Universität am besten entsprach. In dieser Stellung hielt er es für durchaus möglich, wöchentlich 2 Stunden klinisch-psychiatrische Vorträge zu halten. Bereitwillig und mit besten Empfehlungen stellte die Fakultät im August 1862 den entsprechenden Antrag, und am 12. 11. 1862 wurde *Hagen* vom König zum außerordentlichen Professor für klinische Psychiatrie ernannt. In der Folgezeit las *Hagen* 3mal wöchentlich „Psychiatrie mit klinischen Demonstrationen" in der Weise, daß er an die Vorlesung die Vorführung instruktiver Fälle anknüpfte. Den Stoff verteilte er auf jeweils 2 Semester. Im Laufe des Jahres wurden durchschnittlich 40 Fälle vorgeführt.

Wirkliche Befriedigung fand *Hagen* hierin nicht. Er hielt es im Sinne der Sache für wünschenswert, wenn die Psychiatrie in größerem Umfang vorgetragen, einzelne Teile derselben in Spezialkollegien behandelt werden könnten und dazu noch das Fach Psycho-Physiologie hinzugefügt würde. Ein solcher Lehrstuhl aber hätte seine gesamte Kraft in Anspruch genommen; dies war ihm jedoch durch die Leitung der Anstalt nicht möglich. *Hagen* wußte zudem auch, daß dazu das Material seiner Klinik ein anderes hätte sein müssen. Das Fehlen frischer Fälle und heilbarer Patienten an der Anstalt war ein großer Mangel im Hinblick auf Forschung und Lehre, was auch noch lange nach *Hagens* Tätigkeit so empfunden wurde.

Hagen las und demonstrierte bis zum Wintersemester 1873/74, dann stellte er sein Lehramt zur Verfügung. Für das Sommersemester 1874 hatten sich lediglich 2 Studenten inskribiert, im folgenden Wintersemester gar keiner. Da *Hagen* nicht als Sinekurist angesehen zu werden wünschte, die Professur für klinische Psychiatrie aber offensichtlich überflüssig geworden war, bat er im November 1874 um Enthebung von der Professur. Sein Verhältnis zur Universität war aber viel zu eng und die Wechselwirkung zwischen Anstalt und Universität ihm viel zu wichtig, als daß er gewillt gewesen wäre, die Beziehung zur Universität gänzlich abzubrechen. Er teilte dem Senat daher ausdrücklich mit, daß er den Vorteil der Lage der Anstalt in einer Universitätsstadt weiterhin zu nutzen beabsichtige und sich in wichtigen, auch für die anderen Disziplinen interessanten Krankheitsfällen wie bisher bei den klinischen Lehrern Rat holen werde. Außerdem wollte er zum Nutzen der Anstaltsärzte künftig den Professor der pathologischen Anatomie der Universität ersuchen, die in der Anstalt vorkommenden Leichenöffnungen vorzunehmen.

Das Scheitern seiner Vorlesungen hatte *Hagen* nicht sich selbst zuzuschreiben. Das preußische medizinische Prüfungsreglement war 1871 auf das ganze Deutsche Reich ausgedehnt worden. Danach fiel Psychiatrie als Prüfungsfach, das es in Bayern seit 1862 war, fort. Außerdem wurde die Studienzeit um 2 Jahre verkürzt, die Approbationsprüfung konnte schon nach 4jährigem Studium abgelegt werden. Da war es klar, daß für die Psychiatrie als Lehrgegenstand die Aussichten schlecht standen. Um so mehr war die Fakultät bemüht, den Lehrbetrieb in diesem Fach aufrecht zu erhalten und den Studierenden weiterhin die Möglichkeit zu bieten, eine psychiatrische Klinik besuchen zu können. Sie legte größten Wert darauf, daß auch in Zukunft der Anstaltsdirektor gleichzeitig als Dozent an der Universität wirkte. Die Fakultät war sogar bereit, *Hagen* für die durch *Leupoldts* Tod 1874 erledigte ordentliche Professur vorzuschlagen. Bereitwillig zog *Hagen* daraufhin sein Entlassungsgesuch zurück. Da *Hagen* früher mehrmals darauf hingewiesen hatte, daß ordentliche Professur und Anstaltsdirektion das Leistungs-

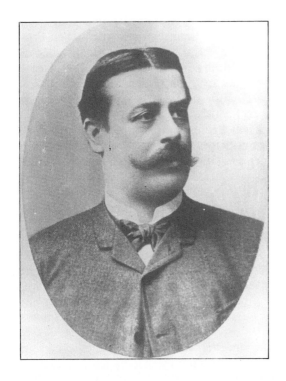

Abb. 4 *Anton Bumm.* 1883–1884 Assistenzarzt an der Kreisirrenanstalt, 1888–1896 Direktor der Anstalt. 1888–1896 ao. Prof. der Psychiatrie.

vermögen einer Person übersteigen würden, stellte der Senat den Antrag, Hagen zum ordentlichen Honorarprofessor zu ernennen. Um wegen eines einzelnen Sonderfalles keine neue Kategorie von Professoren ins Leben zu rufen, lehnte das Bayerische Staatsministerium den Antrag ab. In Anerkennung seiner Verdienste wurde *Hagen* statt dessen am 30. 7. 1875 vom König der Titel eines Hofrates verliehen.

Am 25. Oktober 1887 trat *Hagen* in den Ruhestand. Er hinterließ eine Anstalt mit über 500 Pfleglingen, mehr unheilbaren als heilungsfähigen. Sein Nachfolger wurde *Anton Bumm* (1849–1903) (Abb. 4), der bis dahin Direktor der Kreisirrenanstalt in Deggendorf gewesen war. Bei seiner Berufung mußten einige Schwierigkeiten überwunden werden, weil *Bumm* Vorgesetzter seines früheren Oberarztes geworden wäre. Die Lösung fand sich auf die Weise, daß der Oberarzt zum Direktor in Deggendorf ernannt wurde. Das Bayerische Staatsministerium ernannte *Bumm* zum außerordentlichen Professor ab 1. 4. 1888 und bewilligte ihm das Abhalten klinischer Vorlesungen über Psychiatrie (1). Auch er wurde nicht ordentlicher Professor, erhielt im Juli 1896 aber Titel und Rang eines kgl. Medizinalrates. Ende desselben Jahres wurde er zum ordentlichen Professor der Psychiatrie und psychiatrischen Klinik an die Universität München berufen mit der Auflage, jährlich wenigstens einmal eine erschöpfende Vorlesung über allgemeine und spezielle Pathologie und Therapie der Geisteskrankheiten zu halten. Im Laufe seiner Erlanger Tätigkeit hatte sich *Bumm* zunehmend der wissenschaftlichen Arbeit und dem Lehrauftrag zugewandt und die Direktionsgeschäfte seinem Mitarbeiter, dem in relativ jungen Jahren zum Oberarzt beförderten *Gustav Specht* anvertraut.

Trennung des Anstaltsdirektoriums von der Professur

Nach *Bumms* Weggang hatten Kreisrat und Kreisregierung *Gustav Specht* (1860–1940) zum Nachfolger vorgeschlagen (Abb. 2, S. 44), doch das Ministerium des Innern hatte Bedenken wegen bedeutend älterer Direktorialanwärter, die man nicht gut hätte übergehen können. Es entstand die gleiche Situation wie damals, als *Bumm* zum Direktor gewählt werden sollte. Es kam schließlich zur Wahl des Bayreuther Oberarztes *Würschmidt* zum Anstaltsdirektor, den die Fakultät allerdings für das akademische Lehramt ablehnte. Nach längeren Verhandlungen entschied man, daß *Specht* seine Oberarztstelle behalten und im Nebenamt zum außerordentlichen Professor ernannt werden sollte. Damit war 1897 praktisch die Trennung des Anstaltsdirektoriums von der Psychiatrieprofessur vollzogen.

Durch die neue Situation ergaben sich etliche Differenzen, so daß die Schaffung klarer Verhältnisse notwendig wurde. Am 17. 1. 1901 machte die Kgl. Direktion der Kreisirrenanstalt in einem Schreiben an die Universität den ersten Vorstoß in dieser Richtung. Es handelte sich um folgende spezielle Angelegenheit: *Würschmidt* verwahrte sich dagegen, daß seitens der Universität im Schriftverkehr die Bezeichnung „Direktion der psychiatrischen Klinik" gebraucht wurde. Er versuchte den Sachverhalt klarzulegen, daß die jeweiligen Anstaltsleiter im Nebenamte von höchster Stelle mit der Aufgabe betraut worden waren, psychiatrische Vorlesungen zu halten und mit ihnen klinische Demonstrationen zu verbinden. Nach stillschweigendem Übereinkommen zwischen dem Landrat von Mittelfranken als Eigentümer der Irrenanstalt und der Staatsbehörde sei es seit Jahren als zulässig erachtet worden, dieser Aufgabe innerhalb der Kreisirrenanstalt gerecht zu werden. Auch habe sich die Direktion der Irrenanstalt jederzeit bemüht, dem bestehenden Usus voll Rechnung zu tragen und die Ausübung der Lehraufgabe nach Kräften zu fördern gesucht. Doch könne er es nicht als angängig erachten, daß einem an der Kreisirrenanstalt angestellten Arzt eine Eigenschaft zuerkannt werde, die ihm nicht zustehe (1). In einem Votum vom 11. 4. 1901 nahm der Prokanzler dazu Stellung. Er bestätigte, daß in der Tat eine psychiatrische Klinik als Institut der Universität nicht bestehe, sondern nur psychiatrische Klinik als Lehrfach. Er verwahrte sich aber entschieden gegen die Formulierung, es beruhe lediglich auf stillschweigendem Übereinkommen zwischen der Kreisgemeinde und der Staatsbehörde, wenn es „seit Jahren als zulässig erachtet" würde, jener Lehraufgabe in den Räumen der Kreisirrenanstalt gerecht zu werden, und wenn von einem „bestehenden Usus" gesprochen würde. Dann folgt die aus heutiger Sicht etwas kuriose Beweisführung: „Die Benützung der Kreisirrenanstalt zu Lehrzwecken beruht ursprünglich auf einer königlichen Anordnung (vom 10. 2. 1849), deren Unterlagen in unseren Akten nicht mehr bekannt sind. 1871 bescheinigte Dr. *Hagen*, daß Zustimmung der Kreisregierung und des Landrats vorliegen – also wohl keine bloß stillschweigende" (1). Die Angelegenheit sollte schließlich so geregelt werden, daß seitens der Universität kein Schreiben mehr „an eine Direktion der psychiatrischen Klinik" adressiert werden sollte. Im Personalverzeichnis wäre unter „psychiatrische Klinik" künftig zu setzen „hält in der Kreisirrenanstalt Dr. *Specht*", oder man könne die „psychiatrische Klinik" ganz weglassen. In diesen Problemkreis wurden das Bayerische Staatsministerium und die Regierung von Mittelfranken einbezogen. Man stand vor der Alternative, die Auffassung der Direktion der Irrenanstalt richtigzustellen oder durch Verhandlungen mit der Kreisregierung und dem Landrat das Verhältnis der Universität zur Anstalt gänzlich „auf einen neuen und unbezweifelbaren Rechtsboden zu gründen". Zunächst beschwichtigte der Prorektor in einem Schreiben an die Kreisirrenanstalt vom

21. 5. 1901 den Anstaltsdirektor, in dem er anerkannte, daß die Universität mit der Bezeichnung „Direktion der psychiatrischen Klinik" unkorrekt verfahren sei und versprach, sie künftig nicht mehr zu gebrauchen. Der Text wurde auch der medizinischen Fakultät unterbreitet, und zwar mit dem Ersuchen, einen Beschluß bezüglich der Reorganisation der psychiatrischen Klinik herbeizuführen. Es stand außer Frage, daß auch der Landrat von Mittelfranken mit einbezogen werden mußte, schon allein deswegen, weil der Oberarzt in seiner Funktion mit der Anstalt verbunden war und sein Gehalt größtenteils aus Kreismitteln bezog. Gleichzeitig gingen ein Bericht der medizinischen Fakultät desselben Inhalts, ein Bericht des Oberarztes und a.o. Professors *Specht* sowie ein Situationsplan der Kreisirrenanstalt an das Kgl. Staatsministerium des Innern für Kirchen- und Schulangelegenheiten am 11. 6. 1901 nach München.

Gründung der Psychiatrischen Klinik der Universität – Ordentliche Professur

Inzwischen war durch die neue Prüfungsordnung für Ärzte vom 28. 5. 1901 die Irrenheilkunde als Prüfungsfach obligatorisch geworden. Damit stellte sich für die Universität die Forderung nach einer eigenen psychiatrischen Klinik, zu deren baldiger Errichtung es aber an den nötigen Mitteln fehlte. Angesichts der neuen Situation hatte *Specht* bereits im April 1901 Vorschläge zur Reorganisation der psychiatrischen Klinik entworfen und der medizinischen Fakultät vorgelegt. Nach ihnen sollte der Inhaber der psychiatrischen Professur von der Direktionsstellvertretung entbunden und diese den beiden anderen Oberärzten übertragen werden. Der Professor für Psychiatrie sollte zur ausschließlichen Domäne seines ärztlichen Wirkens 2 (resp. 4) als klinische Stationen zu behandelnde Abteilungen mit einer Belegzahl von 160 Kranken zur Verfügung bekommen. Er sollte künftig nicht mehr den Titel Oberarzt der Kreisirrenanstalt führen, sondern Vorstand der psychiatrischen Klinik oder der klinischen Abteilung der Kreisirrenanstalt heißen. Als solcher sei er der allein verantwortliche ärztliche Leiter dieser Krankenstationen, dem auch die dort wirkenden Assistenzärzte und Pfleger unterstellt werden müßten. In administrativer und ökonomisch-technischer Beziehung könne alles wie bisher bleiben. Die Vorteile bei dieser Organisation bestünden in einer geschlossenen einheitlichen Tätigkeit, in ausreichender Muße für Lehrberuf und wissenschaftliche Produktivität. Sie ermögliche die wissenschaftliche und praktische Ausbildung der jungen Anstaltsärzte wie auch die Erziehung des Pflegepersonals. Diese Regelung würde auch der Anstalt zugute kommen und ihr nützlich sein.

Die medizinische Fakultät unterbreitete dem Senat umgehend *Spechts* Entwurf, „in welchem derselbe Abhilfe der schweren Übelstände" beantragte, die zu dieser Zeit die Professur für Psychiatrie als auch die persönliche Stellung des Fachvertreters belasteten und schloß sich *Spechts* Darlegungen in allen Punkten an, besonders mit Rücksicht auf die neue Prüfungsordnung und das Ansehen der allmählich bedeutungsvoll gewordenen Fachdisziplin; dies geschah am 29. Mai 1901. Auch der Landrat von Mittelfranken hatte sich, davon in Kenntnis gesetzt, diesem Projekt gegenüber nicht ablehnend verhalten. Er hatte lediglich die Bedingungen gestellt, daß die Rechte des Kreises in der Verfügung über die Irrenanstalt vollständig gewahrt blieben, für den Kreis keine Kosten entstünden und das einzugehende Verhältnis als ein jederzeit widerrufliches ausdrücklich erklärt würde. Am 26. 10. 1902 machte das Staatsministerium des Innern der Regierung, Kammer des Innern, Mitteilung, daß die Professur von der Universität übernommen werde. Für den

Professor sei eine mit geeigneten Kranken belegte Abteilung in der Anstalt (klinische Abteilung) zur ärztlichen Leitung und Benutzung für den klinischen Unterricht angestrebt. Dem Professor müßten hinsichtlich der Auswahl der klinischen Kranken gewisse Befugnisse zukommen, damit der Unterrichtszweck gesichert werde. Administrativ und ökonomisch solle die klinische Abteilung der Anstaltsdirektion unterstellt bleiben. Diese Regelung solle durch einen Vertrag festgelegt werden.

Die medizinische Fakultät reichte dem Senat am 15. 11. 1902 nach eingehender Beratung unter Hinzuziehung von *Specht* den Vertragsentwurf ein, der am 12. 12. 1902 dem Staatsministerium zugesandt wurde. Das Ministerium ermächtigte am 15. 1. 1903 den Senat, anhand der Vertragsskizze eine Konferenz zu veranlassen. Die Konferenz fand am 31. 1. 1903 in der Kreisirrenanstalt statt. Teilnehmer waren der Dekan der medizinischen Fakultät, ein Vertreter des Landratsausschusses, der Kreismedizinalrat von Ansbach, ein Regierungsrat, der Direktor der Kreisirrenanstalt und der künftige Klinikvorstand *Specht*. Der Entwurf *Spechts* kam ohne Änderungen zur Annahme und wurde durch Kultusministerialentschließung vom 2. 6. 1903 genehmigt. Der „Vertrag zwischen der Kreisvertretung von Mittelfranken und der Universität Erlangen bezüglich der psychiatrischen Klinik an der Letzteren" legte folgendes fest (1):

§ 1

Für die Zwecke der psychiatrischen Klinik wird der Universität das Hochparterre und Obergeschoß des Hauptgebäudes der sogenannten Pflegeanstalt mit Ausnahme des Mittelbaues im Hochparterre unter nachstehenden Bedingungen überlassen:

§ 2

Die zu klinischen Zwecken ausersehenen Krankenabteilungen bleiben ökonomisch, technisch und administrativ unverändert im Verbande der Kreisirrenanstalt und dürfen nur mit Pfleglingen der Anstalt belegt werden.

§ 3

Die ärztliche Behandlung der in der Klinik untergebrachten Kranken, sowie die daraus sich ergebende Verpflichtung und Verantwortlichkeit fällt dem Vorstande der Klinik zu. Die disziplinäre Gewalt über das dort verwendete Pflegepersonal verbleibt im allgemeinen dem Anstaltsdirektor; sie steht dem Vorstande der Klinik nur insoweit zu, als der Abteilungsdienst in Betracht kommt und es sich nicht um die Kündigung und Entlassung handelt.

§ 4

Die Einweisung der Kranken in die psychiatrische Klinik geschieht unter tunlichster Berücksichtigung der Wünsche des Vorstandes der Klinik durch den Anstalts-Direktor; die Versetzung der Kranken aus derselben erfolgt durch den Vorstand der Klinik mit Zustimmung des Anstaltsdirektors.

§ 5

Die Zahl der Kranken der psychiatrischen Klinik hat stets im Verhältnis zur Gesamtbelegung der Anstalt zu stehen, zwischen 160 und 210 zu betragen und ist entsprechend auf beide Geschlechter zu verteilen.

§ 6
Die auf die klinischen Kranken bezüglichen Korrespondenzen, sowie die Besuchsangelegenheiten werden durch die klinischen Ärzte erledigt.

§ 7
Die Krankengeschichten und jeweils erforderlichen Gutachten fertigen die klinischen Ärzte. Der gesamte Ein- und Auslauf der Klinik geht durch die Anstaltsdirektion.

§ 8
Die Anstaltsbibliothek, das Laboratorium und das Sektionshaus stehen den Ärzten der Klinik bis auf weiteres unter den für die übrigen Anstaltsärzte geltenden Vorschriften zur Verfügung.

§ 9
Die Benützung der Anstaltsregistratur bedarf der vorherigen Genehmigung der Anstaltsdirektion.

§ 10
Bauliche Veränderungen unterliegen der Genehmigung des Anstaltsdirektors und werden auf Kosten der Klinik ausgeführt. Ebenso trägt die Klinik die Kosten für Beheizung, Beleuchtung und gute Unterhaltung der ihr für den Vorstand, die Assistenzärzte und die Unterrichtszwecke überlassenen Räume.

§ 11
Die klinischen Assistenten erhalten freie Wohnung und Verköstigung in der Anstalt.

§ 12
Dieser Vertrag ist jederzeit mit 5jähriger Frist kündbar.
Bei Auflösung des Vertrags sind die Baulichkeiten auf Verlangen der Direktion wieder in den ursprünglichen Zustand zu versetzen.

Am 1. 10. 1903 wurden dem Klinikleiter *Gustav Specht* 170 Patienten der Anstalt in den vertraglich zugesprochenen Krankenräumen zur selbständigen Behandlung überlassen. Damit war die Psychiatrische Klinik der Universität Erlangen gegründet. Noch im gleichen Monat erhielt *Specht* die Ernennung zum ordentlichen Professor.
Der Vertrag war von vornherein nur als eine erträgliche Zwischenlösung für die neugeschaffene Klinik gedacht. Nach einer mehr als 30jährigen leitenden Tätigkeit glaubte *Specht* rückblickend sagen zu dürfen, daß die Klinik im Rahmen dieses Vertrages eine sehr erfreuliche Entwicklung, erfreulicher als zu erwarten war, erfahren hat. Aber Vergangenes erscheint gern in verklärendem Licht. Sicherlich war mit dem Vertrag die Klinik überhaupt erst einmal gegründet, was als großer Fortschritt zu betrachten war. Während in Erlangen im Vergleich zu den übrigen deutschen Universitäten Psychiatrie schon früh gelehrt wurde, erfolgte die Gründung der Psychiatrischen Klinik relativ spät. Die erste selbständige deutsche psychiatrische Klinik war bereits 1878 in Heidelberg errichtet worden. Um so mehr Genugtuung wird *Specht* empfunden haben, als er die Leitung der neuen Universitätsinstitution in die Hand nehmen konnte. Schließlich war der Vertrag auch sein eigenes, auf Erfahrungen gegründetes und schwer erkämpftes Werk.

Folgen der weiterbestehenden Abhängigkeit von der Anstalt

Es zeigte sich jedoch schon bald, daß das Provisorium auch seine Schattenseite hatte. Trotz des gegenseitigen guten Einvernehmens, das zwischen dem Leiter der Anstalt und dem Vorstand der Klinik herrschte, gab es bereits nach kurzer Zeit Anlaß zu Klagen auf seiten der Klinik.
Der Hauptgegenstand, der die Mißstände verursachte, war das Krankengut. Dies war nichts Neues. Schon *Hagen* hatte vorausgesehen, daß eine Anstalt, deren Insassen vorwiegend unheilbare Pfleglinge waren, kein geeignetes Krankengut für Forschung und Lehre bieten konnte. *Specht,* der 1885 als Assistent an die Kreisirrenanstalt gekommen war, anfangs also noch unter *Hagens* Leitung gearbeitet hatte, wußte von vornherein um diesen Mangel. Als dann die Klinik gegründet und er sowohl ihr Direktor als auch der Fachvertreter für Psychiatrie an der Universität geworden war, sah er den Augenblick gekommen, sich um Abhilfe dieses Übels zu bemühen. Der Kreisirrenanstalt und somit auch der Psychiatrischen Klinik wurden bisher durch die Träger der Unfall- und Invalidenversicherung Kranke, die in Mittelfranken beheimatet oder wohnhaft waren, zur Begutachtung zugeführt. *Specht* sah die Möglichkeit, zu einem vielseitigeren Krankengut und zu mehr frischen Fällen zu kommen, wenn die Aufnahme auf nichtkreisangehörige Kranke ausgedehnt würde. Im Mai 1909 wies *Specht* in einem Bericht an die medizinische Fakultät auf die mißliche Lage hin und stellte den Antrag, seinen Vorschlag betreffs Aufnahme nichtkreisangehöriger Kranker zur Genehmigung weiterzuleiten. Sowohl die Fakultät als auch der Verwaltungsausschuß erkannten *Spechts* Anliegen mit seiner Begründung an. Unter wärmster Befürwortung wurde der Bericht der Klinikdirektion an das Bayerische Staatsministerium des Innern weitergeleitet. Im Antwortschreiben vom 25. 9. 1909 riet das Ministerium jedoch von der Weiterverfolgung der Anregung *Spechts* ab, da eine ablehnende Haltung der Kreisgemeindevertretung zu erwarten war. Aus dem Schreiben des Bayerischen Staatsministeriums vom 18. 3. 1910 an den Senat kann man schließen, daß *Spechts* Bericht offenbar auch an den ständigen Ausschuß des Landrats von Mittelfranken gesandt worden war. Wider Erwarten kam dieser dem Wunsche *Spechts* entgegen. Es durften nunmehr dem Kreis nicht angehörige Kranke in stets widerruflicher Weise und so lange aufgenommen werden, als die vorhandenen Räume und das Bedürfnis der kreisangehörigen Kranken dies gestatteten. Die Kreisregierung von Mittelfranken fügte die Bedingung hinzu, daß daraus keine fühlbare Mehrbelegung der Klinik und damit der Anstalt entstehen dürfe.
Im Rahmen dieser Angelegenheit wurde auch die Regelung der Entlassung aller Kranken aus der Klinik nochmals aufgegriffen. Laut Vertrag von 1903 hatte die Einweisung der Kranken in die Klinik der Anstaltsdirektor vorzunehmen, die Versetzung der Kranken aus derselben der Vorstand der Klinik mit Zustimmung des Anstaltsdirektors. Der Landratsausschuß erkannte in seinem Beschluß an, „daß bezüglich der Entlassungsfähigkeit der in der Klinik befindlichen Anstaltspfleglinge das ärztliche Gutachten der Klinikdirektion allein maßgeben habe und daß es der Anstaltsdirektion nicht zukomme, ein solches Gutachten der Klinik durch längere Fortbelassung des von der Klinik als nicht mehr anstaltsbedürftig bezeichneten Pfleglings in der Anstalt zu mißachten" (1). Aber die Anstalt könne diese Pfleglinge erst entlassen, wenn sie dazu in der Lage sei. Der Pflegling müsse nicht nur aus der Haushaltsgemeinschaft der Anstalt entlassen werden, es müsse u. U. auch noch die Aufhebung eines polizeilichen Einschaffungsbeschlusses

veranlaßt werden, auch die Zustimmung des gesetzlichen Vertreters eingeholt, die Abholung sichergestellt werden usw. In allen diesen Fällen müsse also die Klinik die Anstaltsleitung rechtzeitig unterrichten. Hier zeigt sich, welche Umständlichkeit die Verquickung von Klinik und Anstalt verursachte.

Die Genehmigung, nicht dem Kreis angehörige Kranke aufzunehmen, erzielte nicht den erwarteten Erfolg. Am 19. 12. 1912 berichtete *Specht* erneut der medizinischen Fakultät über die Unzulänglichkeiten des Krankenguts, das in keiner Weise den Anforderungen des Unterrichts, der Wissenschaft und der modernen Krankenbehandlung genügte. Nach wie vor war der Zugang viel zu gering und im Vergleich zu den übrigen deutschen psychiatrischen Kliniken eine „geradezu jämmerliche Ziffer". Nach wie vor handelte es sich zudem um mehr oder weniger fortgeschrittene Fälle, die sich nur zum Teil für Unterricht und Forschung eigneten. Was eine Klinik in erster Linie braucht, frische Fälle, Grenzzustände u. ä., gelangte nicht in die Irrenanstalt, an die die Klinik gebunden war. Es lag *Specht* fern, die Anstalt hierfür verantwortlich zu machen. Er kannte die Situation der Anstalt viel zu gut. Sie war überfüllt und mußte auf Einschränkung der Neuaufnahmen bedacht sein, wodurch sie mehr und mehr den Charakter einer bloßen Pflegeanstalt annahm. Um so bedenklicher wurde allmählich für die Klinik ihre Abhängigkeit von der Anstalt.

Notwendigkeit eines eigenen Klinikgebäudes

Hinzu kamen noch weitere, die Existenz der Klinik bedrohende Umstände. Der Schwerpunkt der mittelfränkischen Irrenfürsorge sollte nach Ansbach verlegt werden, die Irrenstation des Nürnberger Krankenhauses wurde bedeutend erweitert, und in der Nähe liegende Irrenanstalten, wie St. Getreu in Bamberg, hatten sich vergrößert. Das alles ließ einen weiteren Rückgang der Krankenzugänge für die Klinik befürchten. *Spechts* Versuche, den Wirkungskreis der Klinik nach anderen Seiten hin zu erweitern, waren stets durch die Gebundenheit an die Anstalt zum Scheitern verurteilt. *Specht* sah nunmehr einen Ausweg nur noch in der Errichtung einer selbständigen Klinik in einem eigenen Gebäude. Er stellte in seinem Bericht vom 19. 12. 1912 den Antrag, die medizinische Fakultät möge das Kgl. Ministerium um Genehmigung zur Ausarbeitung von Detailplänen für einen Klinikneubau bitten. Die Genehmigung konnte aber laut Antwort des Ministeriums vom 27. Februar nicht erteilt werden, da die Unterbringung bezüglicher Forderungen im nächsten Budget im vornherein als aussichtslos bezeichnet werden mußte. Die Klinikdirektion sah sich gezwungen, auch künftig unter den prekären Verhältnissen zu arbeiten. Als *Specht* am 12. 7. 1915 wiederum Bericht erstattete, geschah es immerhin in besonderem Auftrag des Staatsministeriums. Auch jetzt stand das Krankengut im Mittelpunkt. Die statistischen Angaben zeigten nicht nur das bekannte mißliche Bild, sondern deuteten auf zunehmende Verschlechterung hin. Wenn von den gesamten Klinikzuweisungen die Unfall- und Invalidenkranken, die kurzfristig zur Begutachtung von den Versicherungsanstalten, Berufsgenossenschaften und Krankenkassen eingewiesen wurden, unberücksichtigt blieben, weil sie für den Unterricht höchstens für das je nach Bedarf von Zeit zu Zeit abzuhaltende Kolleg über psychiatrische Unfallbegutachtung verwertbar und keine eigentlich Geisteskranken waren, ergaben sich an Zugängen im Jahr 1911 nur 143, im Jahr 1912 noch weniger, nämlich 107, und 1913 nur noch 93. Das ergab nicht einmal 3 Aufnahmen pro Woche. Die damals kleinste psychiatrische Klinik Deutschlands, Greifswald, verzeichnete vergleichsweise den Jahreszugang von 450 Kranken. *Specht* sah ein, daß der Heil- und Pflegeanstalt eine weitere Abgabe von Kranken über die festgelegte Quote hinaus nicht zugemutet werden konnte. Ein Ausweg schien ihm hier nur, wenn die Klinik zu eigenen Krankenaufnahmen ermächtigt würde. Seit Jahren hatte er die Erfahrung gemacht, daß von Privatpersonen, praktischen Ärzten, Behörden, Krankenhäusern und Kliniken direkt an die Klinik Anfragen und Anträge zur Aufnahme von Kranken zur Beobachtung oder Behandlung gerichtet wurden. Durch das Vertragsverhältnis war die Klinik aber gezwungen, eine ablehnende Antwort zu erteilen oder die Antragsteller an die Heil- und Pflegeanstalt zu verweisen. Damit war weder den Antragstellern noch der Klinik gedient. Die Antragsteller hatten sich bewußt an die Klinik gewandt und wollten die Irrenanstalt vermeiden. Kamen aber einige für die Klinik bestimmte Kranke doch in die Anstalt, so stand es im Belieben des Anstaltsdirektors, sie zu behalten oder an die Klinik abzugeben. Auf solche Weise war es der Klinik unmöglich gemacht, einerseits sich selbst mit für die Lehre sinnvollem Krankengut zu versehen, andererseits ihre Aufgabe der Öffentlichkeit gegenüber zu erfüllen. Da im Laufe der Jahre die Unselbständigkeit der Klinik im Hinblick auf die Krankenaufnahme in weiten Kreisen bekannt geworden war, waren die Anträge mittlerweile rückläufig. Dies war auch keine günstige Voraussetzung für eine künftige eigenständige Klinik.

Specht schilderte diese Umstände dem Bayerischen Staatsministerium und unterstrich die Dringlichkeit für die Genehmigung selbständiger Krankenaufnahmen mit dem Hinweis auf die neuzuschaffende psychiatrische Klinik. Das Ministerium machte sich den Inhalt von *Spechts* Bericht zu eigen und bat am 28. 9. 1915 die Kgl. Regierung, Kammer des Innern, von Mittelfranken um Ermächtigung eigener Aufnahmen durch die Klinik, vor allem solcher Fälle wie die wichtigen Anfangsstadien geistiger Erkrankungen, das große Gebiet der psychopathischen Grenzzustände, die infolge von körperlichen Krankheiten auftretenden Irreseinsformen, die Vergiftungspsychosen, die durch organische Gehirnkrankheiten bedingten seelischen Defektzustände; alle jene Krankheiten also, die im Vordergrund der wissenschaftlichen Forschung und des Unterrichts standen und für die Praxis von hervorragender Bedeutung waren. Das Ministerium rechtfertigte sein Ersuchen mit dem Umstand, daß der Zeitpunkt für die Errichtung einer für die Universität nicht nur erwünschten, sondern auch notwendigen selbständigen Klinik in einem eigenen Gebäude aus finanziellen Gründen im ungewissen liege. Das Ministerium appellierte an die Regierung von Mittelfranken und die Kreisgemeinde, für die Lage Verständnis zu haben und durch Zuführung geeigneten Krankengutes für eine künftige neue Klinik den notwendigen Zugang an Kranken vorzubereiten. Das Recht zu selbständigen Krankenaufnahmen räumte der ständige Landratsausschuß der Klinik nicht ein.

An Verständnis für die immer schwieriger werdenden Verhältnisse in der Klinik fehlte es im Grunde auf keiner Seite. Am 22. 2. 1916 teilte die Regierung von Mittelfranken dem Senat der Universität mit, daß auf Grund der Ermächtigung durch den Landrat von Mittelfranken (Beschluß vom 22. 11. 1915) der ständige Landratsausschuß in seiner Sitzung am 27. 1. 1916 den Vertrag von 1903 bis zum 1. 3. 1916 gekündigt habe, wonach der Vertrag mit dem 28. 2. 1921 abgelaufen sein werde. Das Schreiben wurde *Specht* zur Kenntnisnahme überlassen. Einer Äußerung des Ministeriums zur Sache wollte *Specht* nicht vorgreifen. Er vermerkte aber: „Ich darf ja wohl als bekannt voraussetzen, daß die jetzt vollzogene Vertragskündigung nicht etwa einen unfreundlichen Akt gegen die Universität bzw. die psychiatrische Klinik bedeutet, sie kommt gegenteils in kluger Würdigung der beiderseitigen Interessen den Wünschen und mehrjährigen Bestrebungen der medizinischen Fakultät entgegen. Es sei darum auch bei dieser Gelegenheit zum Ausdruck gebracht, daß wir dem mittelfränkischen Landrat wie der Kgl. Kreisregierung den wärmsten Dank schulden für das in Sachen der Psychiatrischen Klinik bisher in so reichem Maß gewährte Entgegenkommen, dessen wir uns, wie ich höre, auch bei der weiteren Abwicklung des Vertragsverhältnisses werden erfreuen dürfen" (1). Da das Staatsministerium des Innern der Kündigung nicht entgegentreten konnte, versicherte es der Regierung von Mittelfranken seinen guten Willen, alles Weitere wegen Bereitstellung erforderlicher Mittel für eine neue Psychiatrische Klinik einzuleiten. Um den Staatshaushalt war es aber so schlecht bestellt, daß keine Aussicht bestand, innerhalb der folgenden 5 Jahre eine Klinik zu errichten. Das Staatsministerium sah voraus, daß es genötigt sein würde, nach Ablauf der Kündigungsfrist einen vorläufigen Fortbestand der gegenwärtigen Einrichtung herbeiführen zu müssen.

Bauplanung

Das Gedeihen der Klinik hing wesentlich von einem eigenen Gebäude ab. Es war keineswegs allein das unzulängliche Krankengut, was im Laufe der Jahre zu Mißständen geführt hatte. Ebenso schwer fiel die Raumfrage ins Gewicht. Das Anstaltsgebäude war unter *Leupoldts* Beratung von 1834 bis 1846 nach einem englischen Vorbild gebaut worden, von dessen Form man in England zu jener Zeit bereits wieder abgekommen war. In den 50er Jahren setzte auch schon der Mangel an Platz ein, so daß Erweiterungsbauten erforderlich wurden. Der erste war 1866, der zweite im Norden, der ab 1903 der psychiatrischen Klinik zur Verfügung stand, 1879 bezugsfähig (13). Wenn im ersten Jahrzehnt des 20. Jahrhunderts sogar schon der Leiter der Anstalt den Gebäudekomplex für unhygienisch, so veraltet und rückständig hielt, daß er ihn zum großen Teil für abbruchreif erklärte, so lag es auf der Hand, daß die Klinik in doppeltem Maße zu Klagen Anlaß hatte. Ihr war nicht nur ein beschränkter Platz innerhalb der Anstalt zugewiesen, sondern ihr oblagen über die Aufgaben der Anstalt hinaus ja auch noch Forschung und Lehre. Die Krankenabteilungen der Klinik waren zur Aufnahme von Fällen stärkerer Erregungszustände nicht geeignet, für die Anwendung einer modernen Therapie völlig unzulänglich. Als Arbeits- und Untersuchungsraum stand lange Zeit nur ein einziges Zimmer zur Verfügung, das durch seine ungünstige Lage zudem eine geistige Arbeit durch Unruhe von außen erheblich beeinträchtigte. Das Dunkelzimmer für die nahezu täglich vorzunehmenden ophthalmoskopischen Untersuchungen mußte in Ermangelung eines geeigneten Raumes notdürftig im Hörsaal eingerichtet werden. Bei der raschen Zunahme der Büroarbeiten fehlte ein Zimmer für Kanzleizwecke, um das die Anstalt bzw. die Kreisregierung angegangen werden mußte.

Ein weiteres räumliches Problem ergab sich durch die administrative Abhängigkeit der Klinik von der Anstalt. Da die Zu- und Abgänge von Patienten durch die Anstalt erfolgten, das Aktenmaterial sich in der Registratur der Anstaltsverwaltung an dem der Klinik entgegengesetzten Ende des Gebäudekomplexes befand, mußten oft mehrmals täglich 300 Meter hin- und zurückgegangen werden. Diese Umständlichkeit war vor allem auch für die 1910 eröffnete Poliklinik spürbar. Die Regierung von Mittelfranken hatte ihre Einrichtung in der Irrenanstalt nur unter der Bedingung genehmigt, daß ein Sonderbediensteter der Klinik alle diejenigen, die die Poliklinik aufsuchen wollten, am Eingangstor der Anstalt abholen, zur Klinik geleiten und auch wieder zurückbringen würde. Es kam noch hinzu, daß manche Besucher sich scheuten, die Anstaltsgänge zu passieren und auf halbem Weg umkehrten.

Ein eigenes Klinikgebäude gehörte von Anfang an zu *Spechts* Plänen. Anläßlich des 4. Internationalen Kongresses zur Fürsorge für Geisteskranke in Berlin im Oktober 1910 besuchte *Specht* in Begleitung des Universitätsbauassessors *Friedrich Schmidt* die mit dem Kongreß verbundene Ausstellung und zur weiteren Information die neueste preußische Irrenanstalt in Breslau. Das Bayerische Staatsministerium hatte diese Informationsreise vorbeugend mit der Bemerkung genehmigt, daß durch ihre Genehmigung „selbstverständlich . . . der Frage wegen Errichtung eines Neubaus für die psychiatrische Klinik der Universität Erlangen in keiner Weise vorgegriffen werde" (1). Als *Specht* Ende des Jahres 1912 den Versuch machte, die Erlaubnis zur Ausarbeitung von Detailplänen zu erhalten, stieß er, wie schon erwähnt, auf Ablehnung. Doch hielt es das Ministerium für wünschenswert, wenn das im Bericht des Verwaltungsausschusses vom 9. 12. 1912 bezeichnete Gelände am Puchtaplatz (heute Langemarckplatz)/Henkestraße vom Stadtmagistrat Erlangen erworben und der Universität für spätere Bebauungszwecke zur Verfügung gehalten würde. Aber schon im Januar 1913 stand fest, daß sich das Projekt eines Neubaus für die psychiatrische Klinik in absehbarer Zeit nicht würde verwirklichen lassen. Im Sommer 1914 wurden der Universität im außerordentlichen Budget auf Rechnung des allgemeinen Staatsanlehens Mittel für die Erbauung einer Klinik für Ohren-, Hals- und Nasenkranke (46 800 M), für den Umbau des alten Schlosses zu einem Verwaltungs- und Seminargebäude sowie für weitere Baumaßnahmen kleineren Ausmaßes (283 000 M) bewilligt. Im Neubauetat waren für Bauvorhaben außerdem ein zweiter Teilbetrag eines Aversalzuschusses für den Neubau eines Pharmazeutisch-Technischen Instituts bewilligt. Die psychiatrische Klinik ging für diese Finanzperiode leer aus.

Aber das Projekt eines Neubaus für die Klinik war nicht gänzlich abgeschrieben. Am 10. 5. 1916 teilte das Staatsministerium des Innern bezugnehmend auf die Ministerialentschließung vom 28. 9. 1915 dem Senat mit, daß eine neue psychiatrische Klinik der Universität auf einem zum größten Teil der Stadtgemeinde Erlangen gehörigen Gelände am Puchtaplatz errichtet werden könnte. Der Bauplatz umfaßte 22 400 m². Die Gesamtkosten (ohne Einrichtungskosten) bei Annahme von 100 Betten einschließlich Bauplatz hatte das Universitätsbauamt mit 1 100 000 M veranschlagt. Hinzuzurechnen waren dann noch die regelmäßigen Betriebsausgaben. Damit wäre der damalige Sachetat der psychiatrischen Klinik von 4500 M um ein Vielfaches überschritten worden. Die künftige Finanzlage des Staates ließ sich jedoch in keiner Weise überblicken. Die Sparmaßnahmen für 1916/17 mußten aller Voraussicht nach noch verstärkt werden. Deshalb forderte das Ministerium auf, zu überprüfen, ob ein so großes Gelände wie vorgesehen überhaupt erforderlich sei und die Bettenzahl nicht auf 80 reduziert werden könnte. Auch bezüglich der Bemessung der Räume für die Wissenschafts- und Lehrabteilung wurde weitgehende Beschränkung zur Pflicht gemacht. Das Ministerium erwartete nunmehr Auskunft über den Kaufpreis des Bauplatzes, einen Baukostenvoranschlag und Vorschläge über Einrichtungs- und Betriebskosten.

Der Fortgang der Angelegenheit hing von der Mitwirkung des Vorstandes des Universitätsbauamtes, Bauassessor *Schmidt*, ab, der aber im Kriegsdienst stand. Einem Gesuch der Universität um Beurlaubung vom Heeresdienst Anfang 1917 für die Ausarbeitung der Projektionspläne wurde nicht stattgegeben. Der Bauplatz war zu dieser Zeit noch nicht gekauft. Zum Erwerb desselben waren aber die Pläne erforderlich. *Schmidt* arbeitete nun die alten Pläne im Felde um. Kein Wunder, wenn *Specht* die zugesandten Skizzen unbrauchbar fand. Auf Grund derselben konnten die vom Ministerium gestellten Fragen absolut nicht beantwortet werden. Die Umarbeitung mußte durch einen geschulten

Architekten unter Mitwirkung *Spechts* erfolgen. Man bemühte sich um die Abordnung des Bauamtmanns der Universität München, *Kollmann,* nach Erlangen. *Kollmann* erarbeitete die neuen Pläne. Das geforderte Material wurde am 25. 6. 1917 dem Staatsministerium zugesandt. Nachgereicht wurde die Angabe des Kaufpreises des Bauplatzes, der 115 320 M betrug. Ein erster Teilbetrag von 150 000 M für den Neubau wurde vom Ministerium in den ordentlichen Haushalt für 1918/19 aufgenommen. Anfang 1921 waren die Vorarbeiten für den Klinikbau und auch die Verhandlungen mit der Stadt so weit gediehen, daß der Kaufvertrag beurkundet werden konnte.

Der Neubau war aber praktisch schon im Sommer 1920 durch die inzwischen eingetretene Verschlechterung der staatlichen Finanzlage und die äußerst ungünstigen Baumarktverhältnisse gescheitert. Das Staatsministerium für Unterricht und Kultus sah sich gezwungen, die bisherige Verbindung der psychiatrischen Universitätsklinik mit der Heil- und Pflegeanstalt aufrecht zu erhalten, auch wenn den Bedürfnissen des klinischen Unterrichts nicht in wünschenswerter Weise auf diese Art Rechnung getragen werden konnte. Die Beibehaltung dieser Verbindung blieb die einzige Gelegenheit, den Studenten die notwendigste praktische Einführung in die Psychiatrie zu ermöglichen. Mit Schreiben vom 15. 8. 1920 ersuchte das Staatsministerium um Verlängerung des alten Vertragsverhältnisses.

Erneuerung des Vertrages zwischen Heilanstalt und Klinik

Die Beratungen zur Vorbereitung des zu erneuernden Vertrages fanden im November 1920 mit je 1 Vertreter der Kreisregierung, des Kreisausschusses, der Universität und der Heil- und Pflegeanstalt statt. Am 15. 12. 1920 konnte der Regierung von Mittelfranken der Entwurf eines neuen Vertrages vorgelegt werden. In den Grundzügen stimmte er mit dem Vertrag von 1903 überein. In den einzelnen Paragraphen ging er mehr ins Detail. Durch einige Ergänzungen sollte er der Klinik einen größeren Spielraum einräumen. Er gestattete, was inzwischen bereits praktiziert wurde, nämlich die Aufnahme von Kranken außerhalb des Aufnahmebezirks der Anstalt für die Klinik durch Vermittlung des Anstaltsdirektors, ebenso die Aufnahme von Nervenfällen ohne Anrechnung auf die Prozentziffer der klinischen Zugänge. Der Klinik wurden auch von ihr nach Krankheitsbildern erbetene Fälle in größerem Umfang zugesagt. Zur Förderung des klinischen Unterrichts durften nunmehr besonders bemerkenswerte Krankheitsfälle aus der Heil- und Pflegeanstalt Ansbach für eine bestimmte Zeit an die Erlanger Anstalt abgegeben werden. Außerdem brachte der neue Vertrag eine 3. Assistentenstelle und einen Kanzleiassistentenposten ein. Die Genehmigung zu eigenen Krankenaufnahmen durch die Klinik wurde durch den Vertrag allerdings nicht erteilt (Tab. 1).

Der neue Vertrag trat am 1. 4. 1921 in Kraft, kündbar jeweils am 1. 4. und am 1. 10. mit 5jähriger Kündigungsfrist. Ein Nachtrag vom 1. 4. 1924 regelte lediglich finanzielle Fragen. Er wurde aber zu einem Streitobjekt, das bis in die 30er Jahre Unruhe stiftete, vor allem hinsichtlich der Zahlungen („Anerkennungsgebühr") an die Heil- und Pflegeanstalt auf Grund von Nachteilen, die sich aus der Einschaltung des Klinikbetriebes in den Gesamtbetrieb der Anstalt ergäben. Auch wurde später der Anspruch des Anstaltsdirektors auf eine jährliche Remuneration für persönliche Belastungen durch die Klinik seitens der Klinik als ungerechtfertigt bezeichnet. Akut wurden diese Dinge beim Wechsel der Direktoren beider Institutionen im Jahre 1934.

Zu Nr. 25 019:

Vertrag

zwischen der Kreisvertretung von Mittelfranken und der Universität Erlangen bezüglich der psychiatrischen Klinik.

§ 1.

I. Für die Zwecke der psychiatrischen Klinik werden der Universität das Hochparterre und das Obergeschoß des Hauptgebäudes der sogenannten Pflegeanstalt mit Ausnahme des Hochparterres im Mittelbau unter nachstehenden Bedingungen überlassen.

II. Vereinbarung wegen Überlassung anderer Räume bleibt vorbehalten.

§ 2.

I. Soweit nicht nachstehend Ausnahmen vorgesehen sind, bleiben die zu klinischen Zwecken überlassenen Krankenabteilungen unverändert im Verbande der Heil- und Pflegeanstalt, besonders in ökonomischer, technischer und administrativer Hinsicht und dürfen nur mit Pfleglingen der Anstalt belegt werden. Die Satzungen, Dienstanweisungen und die Hausordnung der Heil- und Pflegeanstalt sind, soweit nicht dieser Vertrag Ausnahmen vorsieht, auch für den Betrieb der klinischen Krankenabteilungen maßgebend. Die Dienstanweisung für das ärztliche Personal der Heil- und Pflegeanstalt gilt für die Ärzte der Klinik vorbehaltlich der durch den Klinikbetrieb veranlaßten Abweichungen sinngemäß.

II. Das Aufsichtsrecht der Kreisregierung über die klinischen Krankenabteilungen und die Hausherrenrechte des Kreistages bleiben voll gewahrt.

III. Der Direktor der Heil- und Pflegeanstalt wird vor allen in seine Zuständigkeit fallenden wichtigen Anordnungen, soweit sie sich auf die Klinik erstrecken, dann vor der Aufstellung des Haushaltplanes für die Anstalt dem Direktor der Klinik Gelegenheit zur Stellungnahme geben.

§ 3.

I. Die ärztliche Behandlung der in der Klinik untergebrachten Kranken, sowie die daraus sich ergebende Verantwortlichkeit obliegt dem Direktor der Klinik und dem ihm unterstellten ärztlichen Personale.

II. Das in der Klinik verwendete Pflegepersonal untersteht dem Direktor der Klinik, soweit der Dienst auf den klinischen Abteilungen in Betracht kommt, im übrigen dem Direktor der Heil- und Pflegeanstalt. Bei pflichtwidrigem Verhalten des Pflegepersonals im Dienste der klinischen Krankenabteilungen kommt dem Direktor der Klinik das Recht des Vorhalts und der Zurechtweisung zu, die Verhängung von Ordnungsstrafen und die Einleitung des Dienststrafverfahrens bleibt nach Maßgabe der geltenden Vorschriften dem Direktor der Anstalt oder der Regierung, Kammer des Innern, vorbehalten.

§ 4.

I. Die Einweisung der Kranken in die psychiatrische Klinik geschieht unter tunlichster Berücksichtigung der Wünsche der Kranken und ihrer Angehörigen durch den Direktor der Heil- und Pflegeanstalt; die Versetzung der Kranken aus der Klinik in die Anstalt erfolgt durch den Direktor der Klinik mit Zustimmung des Direktors der Anstalt.

II. Die Entlassung wird gemäß den Anträgen des nach § 3 verantwortlichen Direktors der Klinik durch den Direktor der Anstalt ohne weitere Prüfung hinsichtlich der ärztlichen Verantwortung für die Entlassung vollzogen.

III. Die Fürsorge für entlassene oder beurlaubte Kranke untersteht in allen Fällen der verantwortlichen Leitung des Direktors der Anstalt; dieser wird über die aus der Klinik entlassenen Kranken dem Direktor der Klinik durch das Fürsorgepersonal berichten lassen und die Anregungen des Direktors der Klinik hinsichtlich der Gestaltung der Fürsorge sowie auf Zurückverweisung von Kranken in die Anstalt tunlichst berücksichtigen.

§ 5.

I. Die Zahl der Kranken in der Klinik und die Zahl der Zuweisungen zur Klinik hat tunlichst im Verhältnis zur Gesamtbelegung und zur Gesamtaufnahmeziffer der Anstalt zu stehen und ist entsprechend auf beide Geschlechter zu verteilen.

II. Der Kreistag wird alle mit den Interessen des Kreises und des Anstaltsdienstes vereinbarten Bemühungen, durch Vermittlung des Direktors der Anstalt aufzunehmende Kranke für die psychiatrische Klinik außerhalb des Aufnahmebezirkes der Anstalt zu gewinnen, unterstützen. Der Direktor der Anstalt ist ermächtigt, auch Nervenfälle aufzunehmen (vgl. § 10 Abs. IV). Er wird diese Aufnahmen ohne Anrechnung auf die Prozentziffer der klinischen Zugänge (vgl. Abs. I) der Klinik zuweisen, soweit nicht ausnahmsweise besondere Gründe die Aufnahme in die engere Anstalt bedingen.

III. Der Direktor der Anstalt wird ferner vorübergehend für einen von ihm zu bestimmenden Zeitraum der Klinik besonders interessante, nach Krankheitsbildern erbetene Fälle in tunlichst großem Umfange zuweisen, vorbehaltlich entsprechender Gegenleistung der Klinik.

IV. Der Direktor der Klinik trägt die Verantwortung für die Heranziehung der Kranken zu klinischen Unterrichtszwecken und zu Forschungszwecken, insbesondere dafür, daß solche Heranziehung nicht gegen den ausgesprochenen Willen der Kranken oder ihrer versorgungspflichtigen Angehörigen stattfindet.

§ 6.

Die auf die klinischen Kranken bezüglichen Korrespondenzen sowie die Besuchsangelegenheiten werden durch die klinischen Ärzte erledigt. Diese fertigen auch die Krankengeschichten und die jeweils erforderlichen Gutachten.

§ 7.

Das Sektionshaus, dann die Bibliotheken und Laboratorien der Anstalt und der Klinik stehen den klinischen und Anstaltsärzten unter der Voraussetzung entsprechenden gegenseitigen Benehmens zur Verfügung.

§ 8.

Die Benützung der Anstaltsregistratur bedarf der vorherigen Genehmigung des Direktors der Anstalt.

§ 9.

Bauliche Veränderungen in den der Klinik überlassenen Räumen unterliegen der Genehmigung des Direktors der Anstalt und werden auf Rechnung des Bauunterhaltungsetats der Universität ausgeführt. Dabei werden nach Tunlichkeit die Werkstätten der Anstalt herangezogen. Die Aufsicht über die Arbeiten führt im Benehmen mit der Anstaltsleitung das Universitätsbauamt. Diesem sind die Rechnungen über die entstandenen Kosten zur Prüfung und weiteren Behandlung zu übergeben.

§ 10.

I. Soweit es sich nicht um Aufwendungen für den Betrieb der klinischen Krankenabteilungen im Rahmen des Haushaltplanes handelt, sind alle durch die Klinik entstehenden Kosten und Aufwendungen durch die Staatskassen zu tragen bzw. zu ersetzen, insbesondere nach Maßgabe des nachzuweisenden Verbrauchs die Kosten für Beheizung, Beleuchtung und gute Unterhaltung der für den klinischen Betrieb außerhalb der Krankenabteilungen überlassenen Räume. Zur Nachweisung des Verbrauches an Gas und elektrischem Strom werden Meßvorrichtungen auf Kosten des Kreises angebracht.

II. Für Benützung der an die Klinik außerhalb der klinischen Krankenabteilungen überlassenen Räume ist von der Universität Erlangen ein jährlicher Mietzins von 100 M (1200 M) an die Kreiskasse zu entrichten.

III. Die klinischen Assistenten erhalten freie Wohnung und Verköstigung in der Anstalt.

IV. Für die lediglich im Interesse der Klinik aufgenommenen Kranken (Nervenkranke, Gutachtenfälle und Kranke, die ihren Unterstützungswohnsitz nicht im Kreise Mittelfranken haben [vgl. § 5 Abs. II]) wird ein den tatsächlichen Aufwand deckender, alljährlich im Haushaltplan festzusetzender Verpflegssatz eingehoben.

V. Im Hinblick auf die Nachteile, die sich aus der Einschaltung des Klinikbetriebs in den Gesamtbetrieb der Anstalt ergeben, zahlt der Staat an den Kreis eine jährliche Anerkennungsgebühr von 1200 M (20 000 M). Dieser Betrag kann mit 3jähriger Kündigungsfrist geändert werden.

VI. Der Direktor der Anstalt erhält während der Dauer des Vertrages fortlaufend aus Staatsmitteln eine Vergütung von jährlich 720 M (1000 M) für das Mehr an Arbeit und Verantwortung, das die Teilung der Anstalt in 2 ärztlich selbständige Betriebe gegenüber der Tätigkeit anderer Anstaltsvorstände und gegenüber der statutarischen Tätigkeit des Anstaltsvorstandes bedingt. Dem Direktor der psychiatrischen Universitätsklinik wird die bisherige jährliche Vergütung von 720 M (1000 M) für seine zu Gunsten des Kreises erfolgende Dienstleistung aus Kreismitteln weiter gewährt.

VII. Aus den in Kap. IX § 1–5 des Anstalthaushaltplanes vorgesehenen Summen wird dem Direktor der Klinik nach Genehmigung des Haushaltplanes alljährlich ein sinngemäß nach § 5 Abs. I berechneter Betrag für die besonderen Zwecke der klinischen Abteilungen zur Verfügung gestellt.

VIII. Alle sonstigen im Rahmen des Haushaltplanes veranlaßten, nicht täglich wiederkehrenden Aufwendungen zu Gunsten der klinischen Abteilungen wird der Klinikvorstand kurz schriftlich beim Direktor der Anstalt beantragen.

§ 11.

Zur Förderung des klinischen Unterrichts dürfen besonders bemerkenswerte Krankheitsfälle aus der Heil- und Pflegeanstalt Ansbach an die Anstalt in Erlangen abgegeben und die Inhaber von Freiplätzen in Ansbach bis zur Dauer von 2 Monaten in der Erlanger Anstalt untergebracht werden.

§ 12.

I. Der Vertrag tritt mit Rückwirkung vom 1. April 1921 ab in Kraft, er ist jeweils am 1. April und am 1. Oktober mit 5jähriger Kündigungsfrist kündbar.

II. Bei Auflösung des Vertrages sind die Baulichkeiten auf Verlangen der Kreisvertretung wieder in den ursprünglichen Zustand zu versetzen.

III. Bei einem Wechsel in der Person des Direktors der Anstalt oder des Direktors der Klinik ist dem für die Ernennung in Betracht kommenden Arzte der Vertrag vorzulegen.

Ansbach, den 14. Juli 1921.	Erlangen, den 5. Juli 1921.	
Für den Kreistag von Mittelfranken:	Für den Univ. Senat:	
gez. Egerer	gez. Dr. Jamin	gez. Riezler
2. Vorsitzender des Kreistages.	Rektor.	Prokanzler.
(L. S.)	gez. Rhomberg, Syndikus.	

Zur Beglaubigung.
Erlangen, den 20. Juli 1921.
Universitäts-Syndikat:
L. S. gez. Rhomberg,
Oberregierungsrat.

Tab. 1a Vertrag zwischen der Kreisvertretung von Mittelfranken und der Universität Erlangen bezüglich der Psychiatrischen Klinik vom 5./14. 7. 1921 (1).

Specht sah nach Vertragsabschluß der Weiterentwicklung der Klinik mit Optimismus entgegen. Er beurteilte die fortbestehende Verbindung mit der Anstalt jetzt durchaus positiv sowohl im Hinblick auf die zahlenmäßige Krankenbewegung als auch auf die Möglichkeit langfristiger Beobachtung chronischer Fälle. Mit 200 Betten und jährlichen Krankenaufnahmen um 500 stand nach *Spechts* Ansicht die Klinik bedeutend günstiger da als die meisten psychiatrischen Kliniken Deutschlands, vor allem als die psychiatrischen Kliniken der großen Universitäten mit geringerer Bettenzahl und weitaus größeren Aufnahmeziffern und dadurch bedingtem überstürztem Krankenwechsel. Die Zahlen-

Zu Nr. V 32 906.

**Nachtrag
zu
dem unterm 5./14. Juli 1921 zwischen der Kreisvertretung von Mittelfranken und der Universität Erlangen bezüglich der psychiatrischen Klinik in Erlangen abgeschlossenen Vertrag.**

Mit Wirkung vom 1. April 1924 an wird folgendes vereinbart:

1. Der Mietzins für die Benützung der an die psychiatrische Klinik in Erlangen außerhalb der klinischen Krankenabteilungen überlassenen Räume (§ 10 Abs. II des Vertrages) beträgt jährlich 900 Reichsmark.

2. Die nach § 10 Abs. V des Vertrags zu leistende Anerkennungsgebühr beträgt jährlich 1200 Reichsmark.

3. Die in § 10 Abs. VI des Vertrags vorgesehenen Vergütungen für den Direktor der Heil- und Pflegeanstalt Erlangen und den Direktor der psychiatrischen Universitätsklinik werden auf jährlich je 720 Reichsmark festgesetzt.

Ansbach, den 2. Februar 1925.   Erlangen, den 24. Januar 1925.
Für den Kreistag von Mittelfranken: Für den Universitätssenat:

Tab. 1b   Nachtrag vom 1. 4. 1924 zum Vertrag vom 5./14. 7. 1921 zwischen der Kreisvertretung Mittelfrankens und der Universität Erlangen (1).

verhältnisse der Erlanger Klinik erlaubten, alle akuten und subchronischen Kranken während des ganzen Verlaufs in der Klinik behalten und außerdem interessante chronische Fälle lange Zeit beobachten oder nach Bedarf mit anderen Kranken der Anstalt austauschen zu können. Zudem konnten jederzeit Fälle aus dem Krankenbestand der Anstalt zu klinischen Vorstellungen herangezogen werden. Einen großen Vorteil für die Psychotherapie sah *Specht* in den Beschäftigungsmöglichkeiten in den Werkstätten, im Haus und in den Gärten der Anstalt. Auch konnte die Klinik dank ihrer Verbindung mit der Anstalt von deren vorbildlicher Einrichtung der Außenfürsorge profitieren. All dies hob *Specht* in seiner Rückschau von 1935 anerkennend hervor.

Anhaltende Finanznöte

Ein völlig reibungsloses Fortgedeihen war der psychiatrischen Klinik dennoch nicht beschieden. Zum einen vereitelte dies die feindselige Haltung, die *Würschmidts* Nachfolger, *Gustav Kolb* (1870–1938), der die Anstalt von 1911 bis 1934 leitete, der Klinik gegenüber einnahm. Das führte zu persönlichen Differenzen, die trotz des neuen Vertrages die Entwicklung der Klinik hemmten. Zum anderen kam auch Unruhe von außen. Die schlechte Finanzlage der Nachkriegsjahre gab im Sommer 1922 Anlaß zu erwägen, ob eine Minderung der Kreisausgaben etwa durch Zusammenlegung der Heil- und Pflegeanstalten Ansbach und Erlangen zu erzielen wäre. Ein Vorschlag ging dahin, entlassungsfähige Kranke zu entlassen, den Rest nach Ansbach zu überführen und die Erlanger Anstalt ganz zu schließen. Ein anderer Vorschlag gefährdete die Klinik insofern weniger, als er vorsah, die Anstaltsgebäude zum Teil der Universität zur Erweiterung der psychiatrischen Klinik und evtl. zur Einrichtung einer Klinik für Haut- und Geschlechtskrankheiten zu überlassen. In den verbleibenden Räumen hätte die Heil- und Pflegeanstalt unter wesentlicher Einschränkung weitergeführt werden können. Die Anstalt hatte damals ca. 770 Kranke, von denen rund 200 zur Klinik zählten. Einer vollständigen Auflassung der Anstalt stand die Befürchtung entgegen, es müsse infolge des Krieges und der Zunahme der Geschlechtskrankheiten in den nächsten Jahren mit einer Vermehrung der Zahl der Geisteskranken gerechnet werden. Die Erwägungen wurden fallengelassen. Es blieb alles wie bisher.

Nach dem Vertrag von 1921 war die Zahl der Krankenaufnahmen für die Klinik in raschem Tempo von 200 im Jahr 1923 auf 550 im Jahr 1930 angestiegen. Die Sorge um geeignetes Krankengut war behoben. Die Klinik konnte sich in dieser Hinsicht allmählich einer Gleichstellung mit den übrigen deutschen psychiatrischen Kliniken erfreuen. Mit der Weiterentwicklung der Klinik und den Fortschritten der Psychiatrie stiegen aber die finanziellen Erfordernisse. Im Gegensatz zu München und Würzburg war Erlangen die einzige psychiatrische Klinik, die durch ihre Verbindung mit der Anstalt über keine eigenen Einnahmen verfügte. Ihr jährlich gewährter Staatszuschuß lag weit unter dem Zuschuß, den die Kliniken in München und Würzburg erhielten. 1931 z. B. bekam München 47 000 M, Würzburg 19 000 M, während sich Erlangen mit 7000 M begnügen mußte. Die Erlanger Klinik bekam überhaupt von Anfang ihres Bestehens an keinen im voraus berechneten Zuschuß, wie es sonst bei adäquaten Einrichtungen üblich war. Sie galt ja als Provisorium. Sie wurde dadurch zwangsläufig in die Rolle einer dauernden Bittstellerin gedrängt. Dabei hatte sie seit ihrer Gründung „Spitzenleistungen an Sparsamkeit", wie *Specht* es ausdrückte, hervorgebracht. Sie mußte auf ein eigenes Gebäude verzichten, dessen Baukosten in die Millionen gegangen wären. Der Betrieb einer selbständigen Klinik hätte nach *Spechts* Berechnung trotz eigener Einnahmen eines jährlichen Zuschusses von mehr als der Summe bedurft, die sich innerhalb von 25 Jahren an Umbaukosten ergeben hatte. Die Umbaukosten in den vergangenen 25 Jahren hatten lediglich 15 000 M betragen. Der Klinik wurde von Fall zu Fall immer nur das Allernötigste zugebilligt, manchmal nicht einmal das.

Im Frühjahr 1924 hatte die Klinik mit der modernen Behandlung der Paralyse begonnen, was eine Überschreitung des vom Kreis zur Verfügung gestellten Etats für Medikamente

zur Folge hatte. Es war aussichtslos, den Kreis oder das Ministerium um Zuschuß zu bitten. Um die Paralytiker nicht wie vordem dahinsiechen und sterben zu lassen, sah sich *Specht* im Dezember 1924 genötigt, die übrigen Kliniken der Universität um Hilfe anzugehen. Tatsächlich stifteten zahlreiche Kliniken und medizinische Institute Beträge aus ihrem eigenen Haushalt.
Besonders bedenklich waren die auferlegten finanziellen Einschränkungen hinsichtlich der Arbeitsmöglichkeiten im Laboratorium. Schon in den frühesten Stadien der Entwicklung der Klinik war die Einrichtung eines mikroskopischen und serologischen Laboratoriums unbedingt notwendig geworden. Zu den Aufgaben des Laboratoriums gehörten die Fotografie wie auch die Mikrofotografie, die zu den unentbehrlichen Hilfsmitteln der mikroskopischen Hirnforschung geworden waren, ebenso die fotografische Aufnahme von Krankenbildern für den klinischen Unterricht und die persönliche Identifikation. Auf diesen Gebieten mußte die Klinik äußerste Sparsamkeit walten lassen. Sie pries sich glücklich, im Sommer 1923 eine großzügige Stiftung von amerikanischer Seite für Laboratoriumszwecke verwenden zu können, zumal durch die steigende Zahl der Krankenaufnahmen ein ausgedehnterer und intensiverer Laboratoriumsbetrieb eingesetzt hatte. 1925/26 konnte endlich eine bauliche Erweiterung des Laboratoriums durchgeführt werden. Aber noch 1933 mußte man sich ohne Laborantin behelfen.
Zugleich mit dem Laboratorium wurde die Klinikbibliothek räumlich vergrößert. Der Bibliothek hatte sich *Specht* mit Nachdruck angenommen und eine bedeutende Erweiterung des Bestandes angestrebt. Als der Klinik eine Kürzung des ohnehin geringen Staatszuschusses zugemutet wurde und außerdem eine Verringerung der Ortskrankenkassenpauschale für die Poliklinik zu erwarten war, drohte die Stillegung des wissenschaftlichen Betriebes der Klinik. Gleichsam aus Notwehr verfaßte *Specht* im Februar 1933 einen Rechenschaftsbericht, in dem er sein vielfältiges Bemühen um die Gründung der Klinik und ihre gedeihliche Weiterentwicklung darlegte. In dem Bericht schnitt *Specht* u. a. die Bibliotheksfrage an und begründete seinen gestellten Antrag auf einen relativ hohen Beschaffungsetat für Literatur. *Specht* sah die Psychiatrie längst über die Grenzen einer Spezialwissenschaft hinausgewachsen. Er betrachtete sie gleichzeitig als Natur- und Geisteswissenschaft. Die Psychologie in ihren verschiedenen Ausstrahlungen gehörte für ihn ohne weiteres zur Psychiatrie, „sind doch gewisse neuere, sehr ausgebreitete Richtungen wie die Individualpsychologie, die Psychoanalyse direkt auf psychiatrisch-neurologischem Boden erwachsen, und gehört doch die Psychotherapie zum wichtigsten Rüstzeug nicht nur der Psychiatrie, sondern auch der praktisch-psychologischen Fächer der Pädagogik und der theologischen Seelsorge" (1). Die Bedeutung der Psychiatrie für die Rechtsprechung bis zum Strafvollzug verstand sich von selbst. Damit hatte sich für die psychiatrischen Dozenten die selbstverständliche Pflicht ergeben, außer psychiatrisch-klinischen Vorlesungen auch solche über forensische Psychiatrie, klinische Psychiatrie für künftige Seelsorger und Einführungen in die Psychologie und Psychopathologie für Hörer aller Fakultäten abzuhalten. Um solchen wissenschaftlichen und praktischen Lehr- und Forschungspflichten nachkommen zu können, konnte *Specht* ein paar psychiatrische Zeitschriften und Monographien nicht für ausreichend halten. Außerdem hatte sich schon seit Jahrzehnten nach der somatischen Seite hin die Psychiatrie zur Neurologie hin erweitert. *Specht* wies ferner darauf hin, daß als Hilfswissenschaft der klinischen Psychiatrie obenan die Anatomie, vor allem die mikroskopische des Zentralnervensystems, sowie die serologischen und hämatologischen Untersuchungsmethoden standen. Nach allen diesen Forschungsgebieten hatte sich das literarische Bedürfnis entsprechend erweitert. Um einerseits dieses Bedürfnis zu befriedigen, um andererseits Sparsamkeit walten zu

lassen, hatte die Psychiatrische Klinik mit den übrigen Kliniken und insbesondere mit der Universitätsbibliothek ein Abkommen getroffen, durch das Doppelabonnements von Zeitschriften so weit wie möglich vermieden werden sollten. Eine weitere Einschränkung bei der Anschaffung wissenschaftlicher Fachliteratur hielt *Specht* für unvertretbar.
Mit Bestreitung der Kosten für Laboratorium und Bücherbeschaffung war der Staatszuschuß nahezu verbraucht. *Specht* sah bei einer Haushaltskürzung die Lebensfähigkeit der Klinik bedroht. Seinen Bericht schloß er mit den Worten: „Unsere Klinik kann im Herbst dieses Jahres ihr 30jähriges Jubiläum feiern, hoffentlich entwickelt sich das nicht zu einem Trauerspiel. Für mich, der ich diese Klinik ins Leben gerufen und 30 Jahre lang über Wasser gehalten habe, müßte es ein tieftragisches Erlebnis absetzen, wenn ich bei meinem Rücktritt sagen müßte: ‚Nach mir der Zusammenbruch'!" (1).
Doch nicht nur Besorgnis, auch berechtigter Stolz sprechen aus *Spechts* Bericht. Die Leitung der Klinik oblag ihm bis 1934. Im Jahre 1885 war er als Assistenzarzt in die Kreisirrenanstalt Erlangen eingetreten. Er wurde daselbst Anstaltsarzt, Oberarzt und stellvertretender Anstaltsdirektor. Am 1. 4. 1897 wurde er zum außerordentlichen Professor der Psychiatrie an der Universität, am 1. 10. 1903 zum ordentlichen Professor und Direktor der Psychiatrischen Klinik ernannt. Damit hat er den größten Teil seines beruflichen Wirkens der mittelfränkischen Irrenfürsorge gewidmet und 50 Jahre lang an der Entwicklung der Anstalt entscheidend mitgewirkt. Sein Hauptverdienst ist die Ausarbeitung des grundlegenden Vertrages, der die Gründung einer psychiatrischen Klinik für die Universität ermöglichte. Zwar sollte mit ihm nur eine Interimslösung geschaffen werden, doch blieb der Vertrag mit seiner Erneuerung und Erweiterung vom Jahre 1921 weit über *Spechts* langjährige Tätigkeit an der Klinik hinaus gültig. Das Interim der Klinik wurde zum Dauerzustand. Erst am 1. 1. 1974 erfolgte die endgültige Trennung der Klinik von der Anstalt. *Specht* hatte vielerlei Schwierigkeiten sachlicher und persönlicher Art, aktive und passive Widerstände von der Formulierung des Vertrags an bis zu seiner Amtsniederlegung zu überwinden. Doch konnte er seine Dienstzeit mit der Genugtuung beenden, eine psychiatrische Klinik „aus dem Nichts" geschaffen zu haben, die sich mit den übrigen deutschen psychiatrischen Kliniken messen konnte, die entwicklungsfähig war, deren Organisation von Fachleuten als nachahmenswert bezeichnet wurde und aus der mehrere Anstaltsdirektoren, akademische Lehrer und Amtsärzte hervorgegangen sind.
Kurz bevor *Specht* in den Ruhestand trat, wurde er noch mit der Umbenennung der Klinik konfrontiert. Bis 1927 führte die Klinik die Bezeichnung „Psychiatrische Klinik der Universität". Am 1. 4. 1927 genehmigte das Bayerische Staatsministerium nach Antrag die amtliche Bezeichnung „Psychiatrische und Nervenklinik der Universität Erlangen". 1934 hatte der Direktor der Psychiatrischen und Nervenklinik der Universität München um die Umbenennung seiner Klinik in Nervenklinik gebeten. Die Umbenennung mußte sich auch auf die Kliniken in Würzburg und Erlangen auswirken. Daher bat das Staatsministerium den Direktor der Erlanger Klinik um Stellungnahme. Aus den gegebenen Umständen konnte sich *Specht* mit der vorgeschlagenen Namensgebung nicht einverstanden erklären. Er begründete dies folgendermaßen: „Die von Professor *Bumke* angeregte Umbenennung der Psychiatrischen und Nervenklinik in ‚Nervenklinik' eignet sich für die Erlanger Klinik schon um deswillen nicht, weil diese nicht nur eine Klinik im engeren Sinn, sondern zum Teil auch ein Stück Heil- und Pflegeanstalt ist. Und zwar ist sie das aus wissenschaftlichen und didaktischen Gründen zu ihrem Vorteil ganz im Gegensatz zu den ‚reinen' Kliniken. Aus diesem Grund hat unsere Klinik eine nicht kleine Anzahl von Geisteskranken akuter und chronischer Art ärztlich zu betreuen, auf die der beschö-

nigende Ausdruck ‚nervenkrank' auch bei weitester Fassung schlechterdings nicht paßt. Es würde dann auch bei den vielfachen Hin- und Herversetzungen von Kranken zwischen Klinik und Anstalt im Verkehr mit den Angehörigen und Behörden zu Mißverständnissen führen, wenn ein und derselbe Kranke bald als Insasse einer Irrenanstalt, bald wieder als Nervenkranker erscheint. Schließlich ist auch der hiesige Ordinarius der medizinischen Klinik . . . mit der Umbenennung nicht einverstanden, da seine Klinik schon seit *Strümpells* Zeiten auch als Nervenklinik gilt. Die Verteilung von Nervenkranken auf die beiden hiesigen Kliniken hat sich gerade wegen unserer Doppelbezeichnung ganz reibungslos vollzogen. Am empfehlenswertesten wäre meines Erachtens die Bezeichnung ‚Universitätsklinik für Nerven- und Gemütsleiden'" (1). Die Klinik trug weiterhin den Namen „Psychiatrische und Nervenklinik", bis sie im Jahre 1959 in „Nervenklinik mit Poliklinik" umbenannt wurde.

Literatur

1. Akten des Universitätsarchivs Erlangen-Nürnberg Tl. I, Pos. 9 (Fach 38_{1-10}), Faszikel R (Psychiatrische Klinik).
   Personalakten des Universitätsarchivs *(Bumm, Hagen, Leupoldt, Solbrig)*
2. *Eberstadt-Kreichgauer, E.: Karl August von Solbrig* 1809–1872. Diss. med., Erlangen 1947
3. *Jetter, D.:* Zur Typologie des Irrenhauses in Frankreich und Deutschland 1780–1840. Geschichte des Hospitals, Bd. 2. Steiner, Wiesbaden 1971
4. *Köberlin, H:* Das Irrenhaus Schwabach. In: Denkschrift zur Errichtung der Kreis-Irrenanstalt Ansbach, S. 1–20. Regierung von Mittelfranken, Ansbach 1904
5. *Kolde, T.:* Die Universität Erlangen unter dem Hause Wittelsbach. Deichert, Erlangen–Leipzig 1910
6. *Kraepelin, E.:* Festrede zur Eröffnung der (Psychiatrischen) Klinik (in München). In: Die Königliche Psychiatrische Klinik in München. T. 1. Barth, Leipzig 1904/1905
7. *Kraepelin, E.:* Hundert Jahre Psychiatrie. 1917. Z. ges. Neurol. Psychiat. 38 (1918)
8. *Leupoldt, J. M:* Über Wohlfeile Irrenanstalten, ihre Beziehung zu Straf- und Zwangs-Arbeitsanstalten einerseits und zu medicinischen Lehranstalten andererseits; sowie über einige wichtige Beziehungen der psychischen Heilkunde zur gesamten Medicin. Palm und Enke, Erlangen 1824
9. *Leupoldt, J. M.:* Ein Lebenslauf und sein Ergebnis für die allgemeine Bildung. Deichert, Erlangen 1868
10. *Specht, G.: Johann Michael Leupoldt* 1794–1874. In: Deutsche Irrenärzte. Bd. 1, S. 147–152. Springer, Berlin 1921
11. *Specht, G.: Friedrich Wilhelm Hagen* 1814–1888. In: Deutsche Irrenärzte. Bd. 1, S. 253–260. Springer, Berlin 1921
12. Vorlesungsverzeichnisse der Kgl. Bayer. Friedrich-Alexanders-Universität Erlangen. WS 1818/19–WS 1874/75
13. *Würschmidt, A.:* Die Kreisirrenanstalt Erlangen. In: Denkschrift zur Errichtung der Kreis-Irrenanstalt Ansbach, S. 23, 72. Regierung von Mittelfranken, Ansbach 1904

Tropon
Arzneimittel
Köln

3 Gründe für Tropon Psychopharmaka

Ein Psychopharmakon ist ein Arzneimittel besonderer Art. Mehr als mit anderen Medikamenten erscheint die Therapie wie vorher schon die Diagnose von rein organischen und biochemischen

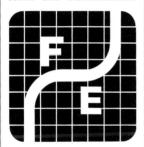

Forschung und Entwicklung

Parametern losgelöst. Die erkrankte Psyche ist im Ansatz weder leicht begreifbar noch beeinflußbar. Wo aufwendige Messungen häufig nur Orientierungshilfen bieten, wirkt Erfahrung noch als Heilkunst. Die Kunst zu heilen und zu helfen erfordert speziell in der Psychiatrie ein ganzes Spektrum an Erfahrung und kompetente Partner in Forschung und Entwicklung.

Erfahrene Partner, die das Denkbare kommunizieren und das Machbare realisieren, sind die Forscher in der klinischen Praxis und ein forschendes Unternehmen mit ZNS-Kompetenz. Tropon ist eines der wenigen Forschungsunternehmen, das sich auf die Neuropsychopharmakologie spezialisiert hat. Der uneingeschränkte Erfahrungsaustausch mit Therapeuten in Klinik und Praxis ist für Tropon daher so naheliegend wie das umfassende Know-how in Forschung und Entwicklung. Erfahrungen und Hypothesen

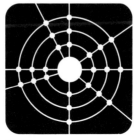

Informations- austausch

gewinnen in dieser Synthese reale Gestalt für den therapeutischen Fortschritt.

Tropon ist der Partner Ihres Vertrauens: Das breite Spektrum an Psychopharmaka sichert Ihnen die objektive Wahrnehmung Ihres speziellen therapeutischen Interesses zum Nutzen Ihrer Patien-

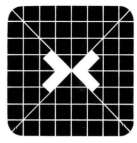

Dialog mit dem Arzt

ten. Als Partner des Therapeuten fördert Tropon den Erfahrungsaustausch, verstärkt Anregungen und fördert Initiativen. Größere und kleinere Fortbildungsveranstaltungen bilden das Podium für Expertengespräche. Der Dialog mit dem Arzt findet aber auch kontinuierlich vor Ort statt. Tropon-Mitarbeiter sind täglich in Klinik und Praxis unterwegs, um die Brücken der Kommunikation und den Erfahrungsaustausch zu pflegen.

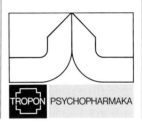

Diagnostische Gewohnheiten einer Psychiatrischen Universitätsklinik*

R. Baer

Die diagnostischen Gewohnheiten einer Psychiatrischen Universitätsklinik verdeutlichen brennpunktartig ihre Auseinandersetzung mit dem fachlichen Wissen der jeweiligen Epoche. Die scheinbar dürren Tabellen, aus Diagnosebüchern zusammengestellt, bekommen für den kundigen Betrachter rasch eine spannende Lebendigkeit. Hinter einzelnen Begriffen leuchten umfangreiche wissenschaftliche Auseinandersetzungen auf. Verschwindet bloß der Begriff, z. B. die Paranoia, so müssen die Kranken an anderen Stellen der Systematik gesucht werden; verschwindet eine ganze Krankheit weitgehend, z. B. die Paralyse, so ist eine wichtigere Ebene des Längsschnittvergleiches erreicht.

Neben einer mit ihren ältesten Bänden in das Ende des 18. Jahrhunderts reichenden vorzüglichen Bibliothek hat sich in der Erlanger Klinik ein mit einzelnen Exemplaren bis in die 2. Hälfte des 19. Jahrhunderts reichendes Krankenblattarchiv erhalten. Dort überdauerten unseren heutigen Diagnosebüchern ähnelnde Bände ab 1909 in lückenloser Folge bis zu den modernen Diagnosebüchern der Gegenwart. Für jeden der alten Jahr-

---

* Herrn Prof. Dr. *Gerhard Koch* danke ich für wertvolle Literaturhinweise.

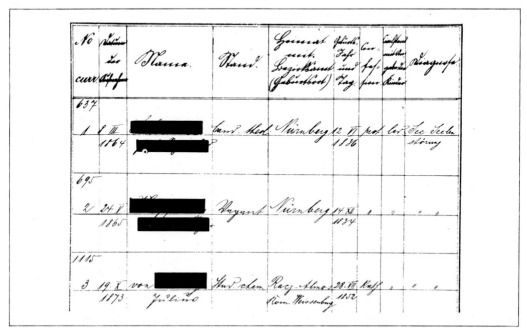

Abb. 1   Standliste für Männer 1909, Fall 1 bis 3.

Diagnose	Männer absolut	Frauen absolut	Gesamt Absolut	%
Querulantenwahnsinn	1	0	1	0,5
Paranoia	10	12	22	10,6
Degeneratives Irresein	4	0	4	1,9
Manie	4	2	6	
Melancholie	1	3	4	8,6
Manisch-melancholisches Irresein	3	5	8	
Hysterisches Irresein	0	5	5	2,4
Angeborener Schwachsinn	1	1	2	
Erworbener Schwachsinn	0	1	1	7,7
Imbezillität	6	3	9	
Idiotie	2	2	4	
Alkoholismus	5	2	7	3,4
Paralyse	13	7	20	9,6
Chorea Huntington	0	1	1	0,5
Sekundäre Seelenstörung	18	12	30	
Dementia praecox	6	28	34	
Hebephrenie	3	3	6	38
Katatonie	3	0	3	
Dementia paranoides	5	1	6	
Epilepsie, epileptisches Irresein	9	7	16	7,7
Senile Demenz				
Arteriosklerotisches Irresein	7	2	9	4,3
Halluzinatorische Verwirrtheit	4	1	5	2,4
Ohne Diagnose, Diagnose unleserlich	0	2	2	1
	105	100	205	100

Tab. 1 Krankenstand zu Beginn des Jahres 1910.

gänge gibt es eine „Standliste für Frauen" und eine „Standliste für Männer" in Buchform. Dem Wesen einer Standbeschreibung entsprechend beginnen die Verzeichnisse mit einer Auflistung der am Jahresbeginn aus früheren Jahrgängen übernommenen Kranken. Abbildung 1 zeigt die Eintragungen für die ersten 3 Kranken des 1. vorhandenen Bandes. Man beachte die Sorgfalt der Statistik, das hohe Alter der Kranken und die lange Verweildauer.

Etwa in der Mitte des Buches beginnt dann die Auflistung der Neuzugänge des Jahrganges. Bei der Aufnahme oder einige Zeit danach wurde eine Diagnose eingetragen, nicht aber in das „Abgangsverzeichnis". Für den Jahrgang 1910 werden wir die aus früheren Jahren übernommenen Kranken und die Neuzugänge getrennt betrachten, ab 1920 in 10-Jahres-Abständen aber nur die Neuzugänge auswerten. In früheren Jahrzehnten hatte die Klinik durchaus gemischte Aufgaben. Sie beteiligte sich an der Dauerunterbringung chronisch Kranker und betreute akute Störungen. Erst mit der endgültigen organisatorischen Trennung vom Bezirkskrankenhaus Erlangen im Jahre 1974 erlosch die 1. dieser beiden Aufgaben.

I. **Angeborene Anlagen und konstitutionelle Zustände**
  A) Originär-paranoische Formen
    – Querulantenwahn
    – Paranoia
  B) Manisch-depressive Formen
    – Manisch-depressive Konstitution
      a) Konstitutionelle Verstimmung
      b) Konstitutionelle Erregung
      c) Zyklothymie
    – Manisch-depressives Irresein
      a) Melancholie
      b) Manie
      c) Zirkuläres Irresein
  C) Andere psychopathische Formen
    – Angeborener Schwachsinn
    – Hysterischer Charakter u. a.

II. **Erworbene Zustände**
  A) In utero oder in frühester Jugend
    – Imbezillität
    – Idiotie
  B) Im späteren Alter
    – Aus äußeren Ursachen
      a) Alkoholismus
      b) Dementia paralytica progressiva u.a.
    – Aus inneren Ursachen
      a) Dementia praecox
      b) Epilepsie
  C) Im Rückbildungsalter
    – Senile Prozesse u. a.

Tab. 2 Gekürzte Fassung des Diagnosenschemas von *H. Roemer* (19).

Der Krankenstand zu Beginn des Jahres 1910

Zu Beginn des Jahres 1910 befanden sich in der Erlanger Klinik 205 Kranke mit unterschiedlicher Verweildauer, deren diagnostische Aufteilung in Wortlaut und Schreibweise unverändert in Tabelle 1 aufgelistet ist.
Wir haben diese Tabelle nach einer zeitgenössischen Systematik gegliedert. Die vorgenommene Gruppierung wurde nach einem Diagnosenschema geordnet, das *H. Roemer* 1912 für statistische Zwecke der Psychiatrischen Klinik Heidelberg und der Heil- und Pflegeanstalten Illenau und Wiesloch vorgelegt hat (19). Wir geben es in Tabelle 2, hinsichtlich der feineren Unterteilung verkürzt, wieder.
Die andersartigen ätiologischen Vorstellungen ließen die Epilepsie mit der Dementia praecox in eine Gruppe geraten, während das manisch-depressive Irresein mit der Dementia praecox noch nicht zur Gruppe der endogenen Psychosen zusammengefaßt wurde. Die Zyklothymie bildet mit der konstitutionellen Verstimmung und der konstitutionellen Erregung noch die Gruppe „manisch-depressive Konstitution".

I. **Organische (exogene und symptomatische) Psychosen**
   a) Organische Hirnprozesse
   Paralyse, Hirnlues, Arteriosklerose, Hirnblutungen und Embolien, Meningitis, Senile Demenz, Multiple Sklerose, Huntingtonsche Chorea usw.

   b) Körperliche Erkrankungen (symptomatische Psychosen)
   Infektionskrankheiten, Eklampsie, Urämie, Erschöpfung, Thyreogenes Irresein (Kretinismus, Myxödem, Basedow) usw.

   c) Äußere Vergiftungen
   Alkohol, Morphium usw.

   d) Ein Teil der Epilepsie

II. **Prozesse (Dementia praecox oder Schizophrenie)**
   Typen: Hebephrenie
   Katatonie
   Dementia paranoides
   Paraphrenie

III. **Degeneratives Irresein**
   a) Abnorme Phasen: manisch-depressives Irresein
   b) Abnorme Reaktionen: reaktive Psychosen
   c) Abnorme Persönlichkeiten und Entwicklungen: Psychopathen

Tab. 3   Diagnosenschema *K. Jaspers* 1923 (7).

Wenn wir uns der Tabelle 1 wieder zuwenden, so fallen zuerst die Paranoiafälle mit 10,6 % auf. *Roemer* beschreibt sie als „seltene Krankheit" mit einer sonderlinghaften pathologischen Charakterdisposition und einer allmählichen Charakterveränderung „im Sinne einer schleichend zunehmenden Verschlimmerung der Eigentümlichkeiten unter Schonung der Intelligenz".
G. Specht, ab 1903 der 1. Direktor der von ihm begründeten Erlanger Klinik, äußerte sich 1908 „über die klinische Kardinalfrage der Paranoia": Der Begriff stelle „nur mehr ein langlebiges Überbleibsel aus der Zeit der vorwiegend symptomatologischen Betrachtungsweise dar" (21). Man darf vermuten, daß die Diagnose bei den 22 Paranoiafällen seiner Klinik des Jahres 1910 teilweise im Laufe eines längeren Aufenthaltes „übernommen" wurde.
Der nächste Blick gilt den 4 Kranken mit „degenerativem Irresein". *K. Jaspers* zeigt in der 3. Auflage seiner „Allgemeinen Psychopathologie" (7) ein diesen Begriff einschließendes Schema (Tab. 3).
Degeneratives Irresein war damals ein Oberbegriff und wurde möglicherweise für Fälle benutzt, deren genauere Zuordnung nicht gelang. Auch die „sekundäre Seelenstörung" dürfte eine über viele Jahre „mitgeschleppte" Diagnose bei den ganz alten Kranken sein. Den Begriff beschreibt *U. H. Peters* (17) als Sekundärdemenz, in der alten Psychiatrie gebräuchlich für das chronische psychische Siechtum nach einer akuten Psychose, heute als schizophrener Defekt bezeichnet.
Aber nicht nur die alten Begriffe interessieren; auch die zahlenmäßige Zusammensetzung der Kranken reizt zu einem Vergleich mit der Gegenwart. Wir beschränken uns auf die wichtigsten Diagnosegruppen.

Diagnose	1910 % aller Kranken	1978 % aller Kranken
Manisch-depressive Psychosen	8,6	3,1
Schizophrenie	38	38,8
Oligophrenie	7,7	11,3
Epilepsie	7,7	3,6
Alkoholismus	3,4	12,4
Paralyse	9,6	0,5
Geriatrische Erkrankungen	4,3	13,5

Tab. 4 Stichtagserhebungen der Psychiatrischen Universitätsklinik Erlangen 1910 und des Bezirkskrankenhauses Erlangen 1978.

In Tabelle 4 sind die Zahlen aus dem Jahre 1910 verglichen worden mit Zahlen aus dem Bezirkskrankenhaus Erlangen an einem Stichtag des Jahres 1978 (1). Am meisten überrascht die Konstanz der Schizophrenen. Deutlich zugenommen haben Alkoholismus und geriatrische Erkrankungen. Die Paralyse ist nahezu ausgestorben.

Die Neuzugänge des Jahres 1910

Im Verlaufe des Jahres 1910 wurden 122 Kranke in die Klinik aufgenommen. Tabelle 5 enthält die diagnostische Zuordnung.
Vergleicht man die Tabellen 1 und 5, so fällt auf, daß die Paranoia seltener erscheint. Bei den manisch-depressiven Kranken stand schon damals einem geringeren Anteil an den Dauerhospitalisierten ein höherer Anteil an Neuzugängen gegenüber. Umgekehrt war es auch schon damals bei der Schizophrenie-Gruppe. 16,4 % der Neuzugänge waren Paralytiker!
Einige Begriffe bedürfen einer Erläuterung. Als „traumatische Hysterie" bezeichnete man im Anschluß an eine Körperverletzung auftretende Krankheitserscheinungen, soweit sie für Hysterie charakteristisch sind. „Traumatische Neurose" ist ein Synonym für Unfallneurose. Bei der Hysteroepilepsie schließlich stehen in untrennbarer Weise nebeneinander epileptische und hysterische Erscheinungen (17).

Die Neuzugänge des Jahres 1920

Bevor wir die gewandelten diagnostischen Gewohnheiten im Jahre 1920 darstellen, wollen wir einen Blick auf die in jenen Jahren für die Klinik bedeutsamen Persönlichkeiten werfen.

Leiter der Klinik war weiterhin *Gustav Specht* (Abb. 2). Er wurde am 25. 12. 1860 in Schweinfurt geboren. 1885 wurde er Assistent an der damaligen Kreisirrenanstalt Erlangen und 1889 Oberarzt. 1903 ernannte man ihn zum Ordinarius für Psychiatrie und am 1. 10. 1903 zum Direktor einer als Psychiatrische Klinik abgesonderten Abteilung der Heilanstalt Erlangen. 1934 trat er in den Ruhestand. Er starb am 24. 10. 1940 in Erlangen. Sein wissenschaftliches Werk hat *G. Ewald* in einem Nachruf gewürdigt (4).

Diagnose	Männer absolut	Frauen absolut	Gesamt absolut	%
Querulantenwahnsinn	1	0	1	0,8
Paranoia	0	4	4	3,3
Degeneratives Irresein	6	0	6	4,9
Manie Melancholie Manisch-depressives Irresein Manisch-melancholisches Irresein	9	11	20	16,4
Zyklothymie (leichte Depression)	1	0	1	0,8
Hysterie, Hystero-Neurasthenie	3	4	7	5,7
Hystero-Epilepsie	1	0	1	0,8
Traumatische Neurose Traumatische Hysterie Traumatische Neurasthenie	4	0	4	3,3
Schwachsinn „moral insanity"	1	4	5	4,0
Psychopathie	2	0	2	1,6
Alkoholismus Dipsomanie	2	0	2	1,6
Dementia paralytica	16	4	20	16,4
Chorea	0	1	1	0,8
Dementia praecox Dementia paranoides	3	4	7	
Hebephrenie	2	1	3	9,7
Katatonie	0	2	2	
Epilepsie Epileptisches Irresein	5	2	7	5,7
Arteriosklerotisches Irresein Arteriosklerotischer Schwachsinn Senile Demenz	7	2	9	7,4
Folgen einer Gehirnerschütterung	5	0	5	4,0
Wochenbettpsychose	0	3	3	2,4
Sonstiges	6	6	12	9,8
	74	48	122	100

Tab. 5   Die Neuzugänge des Jahres 1910.

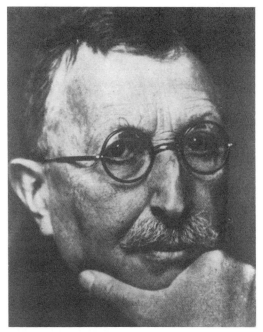 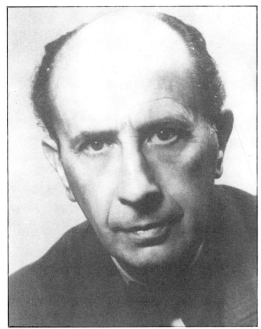

Abb. 2 *Gustav Specht* (aus 4).   Abb. 3 *Karl Kleist.*

Karl Kleist (Abb. 3) wurde am 31. 1. 1879 in Mühlhausen/Elsaß geboren. Als Schüler *Wernickes* war er von 1909 bis 1914 Oberarzt an der Psychiatrischen Klinik Erlangen. 1909 habilitierte er sich bei *Gustav Specht* mit dem Thema: „Weitere Untersuchungen an Geisteskranken mit psychomotorischen Störungen. Die hyperkinetischen Erscheinungen. Die Denkstörungen, hypochondrischen und affektiven Störungen bei akinetisch und hyperkinetisch Kranken." Nach militärärztlicher Tätigkeit ging er 1916 nach Rostock und 1920 nach Frankfurt. *Kleist* gilt als der maßgebliche Vertreter der neuropathologischen Forschungsrichtung in der Psychiatrie. Er starb am 26. 12. 1960 in Frankfurt/Main (5, 9, 17).
Abbildung 4 zeigt ein Produkt der oberärztlichen Tätigkeit von *Kleist*. Wie man sieht, hatte auch ein *Kraepelin* damals noch Mühe, Heil- und Pflegeanstalt und Psychiatrische Klinik zu unterscheiden.

Wie wirkten sich nun die Ansichten dieser Männer auf den Klinikalltag aus? Vergleicht man die diagnostischen Gepflogenheiten des Jahres 1920, wie sie sich aus Tabelle 6 ergeben, mit denen des Jahres 1910 in Tabelle 5, so fallen bereits deutliche Unterschiede in der Terminologie auf. Das Diagnosenspektrum ist aus heutiger Sicht klarer geworden. Es enthält ab 1914 Ziffern. Die Paranoia erscheint nicht mehr. Sie ist unter dem Einfluß *Spechts* im manisch-depressiven Irresein aufgegangen. Für eine einzige Kranke wird der neue Begriff Schizophrenie benutzt. Die chronische Manie und die chronische querulatorische Manie tauchen auf. Psychopathie wird erheblich häufiger genannt.
Das Diagnosenschema hält sich in Bezeichnungsweise und Reihenfolge an *E. Kraepelin* (11). Diese Systematik *Kraepelins* mit ihren 21 Gruppen lag dem späteren Würzburger

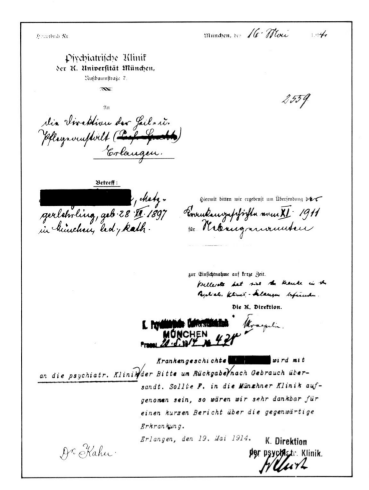

Abb. 4 Briefwechsel zwischen *E. Kraepelin* und *K. Kleist*.

Schema zugrunde, wie es ab 1930 erprobt und ab 1933 durch den Deutschen Verein für Psychiatrie angenommen wurde (15).
Im Jahre 1920 stellten die Manisch-Depressiven den mit Abstand höchsten Anteil der neuaufgenommenen Kranken. Die Manie war eine Lieblingsdiagnose *Spechts*. Er beschrieb mit dem Begriff „chronische Manie" abnorme Persönlichkeiten mit bleibender hypomanischer Stimmungslage und Antriebssteigerung (17). *Ewald* meinte hierzu in seinem Nachruf (4): „Innerhalb des engeren Fachgebietes gehörte seine ganze Liebe der chronischen Manie. Dieser Kranken nahm er sich besonders an, und es hat wohl selten jemanden gegeben, der den Maniker mit solcher Gründlichkeit studierte, durchschaute, ihm die Stange hielt oder ihn zurechtwies und für das soziale Leben zu erhalten versuchte. Mag er hier manchmal zuviel getan und zuviel gesehen haben. Er hat auf jeden Fall die Bedeutung der chronischen Manie, insbesondere innerhalb des Querulantentums so klar erkannt und so plastisch herausgestellt, daß selbst ein *Kraepelin* ihm gegenüber nachgeben und den Querulantenwahn umwandeln mußte in den Typus des chronisch-manischen Querulanten."

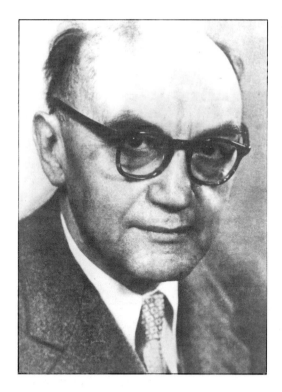

Abb. 5   *Karl Leonhard* (aus 18).

Die Neuzugänge des Jahres 1930

Im nunmehr zu betrachtenden Zeitraum verbanden 2 weitere, später andernorts bekannt gewordene Persönlichkeiten ihren Namen vorübergehend mit der Erlanger Klinik: *Gottfried Ewald* und *Karl Leonhard*.

Gottfried Ewald wurde am 15. 7. 1888 in Leipzig geboren. Er besuchte die Schule in Erlangen und studierte hier und in Heidelberg Medizin. 1920 habilitierte er sich bei *Gustav Specht* mit dem Thema: „Die Abderhaldensche Reaktion mit besonderer Berücksichtigung ihrer Ergebnisse in der Psychiatrie." Von 1921 bis zu seiner Berufung nach Greifswald im Jahre 1933 war er an dieser Klinik Oberarzt. Von Greifswald aus wurde er 1934 nach Göttingen berufen, wo er am 17. 7. 1963 starb (5). *G. E. Störring* würdigte in einer Geburtstagsschrift *Ewalds* Suche nach einem „biologisch fundierten psychiatrischen System". In den „ersten psychiatrischen Veröffentlichungen über die manisch-melancholische Erkrankung (1919–23) kristallisiert sich seine neue biologische Auffassung vom Temperament und Charakter heraus, die dann für eine klarere diagnostische Erfassung und Abgrenzung dieser Krankheit und ihrer Spielarten, insbesondere für die richtige Erkennung und Deutung chronisch-manischer Zustandsbilder so überaus fruchtbar geworden ist" (22). Hier wird die Nähe *Spechts* deutlich.

Karl Leonhard (Abb. 5) war, wie aus in der Erlanger Universitätsverwaltung archivierten Unterlagen ersichtlich ist, vom 1. 7. 1929 bis 1. 7. 1930 außerordentlicher Assistent an der Erlanger Klinik. Im Lebenslauf seiner Dissertation lesen wir: „Ich wurde geboren am 22. März 1904 als Sohn des Pfarrers Oskar Leonhard zu Edelsfeld in der Oberpfalz. Das

Gymnasium besuchte ich in Weiden in der Oberpfalz. Dann studierte ich an den Universitäten Erlangen, Berlin und München. In Erlangen machte ich im Sommersemester 1928 meine ärztliche Prüfung" (14).
Leonhard wurde Doktorand *Ewalds*. Er untersuchte Kranke mit endogenen Psychosen kapillarmikroskopisch. Das Thema der Dissertation dürfte wohl den biologischen Auffassungen *Ewalds* entsprungen sein. Wir hoffen, keine allzu große Enttäuschung zu verbreiten, wenn wir mitteilen, daß *Leonhard* keine Beziehungen zwischen Kapillarschlingen und Psychosen nachweisen konnte.
Über seinen Kontakt zur Erlanger Klinik und später zu *Kleist* bemerkt *Leonhard* in seiner autobiographischen Darstellung (18): „Ich machte in meinem Medizinalpraktikantenjahr die vorgeschriebene Ausbildung in der inneren Medizin durch, war dann kurze Zeit an der Nervenklinik Nürnberg und dann Assistenzarzt an der Nervenklinik Erlangen bei Geheimrat *Specht*, bei dessen damaligem Oberarzt, Prof. *Ewald*, ich schon vorher meine Dissertation angefertigt hatte. Ich lernte mehr von *Ewald* als von *Specht*, aber ich denke auch an den letzteren mit Dankbarkeit zurück, weil er wissenschaftlich nur förderte, aber nichts vorschrieb. Ich hatte schon frühzeitig einen Chef am liebsten, bei dem man wissenschaftlich frei arbeiten konnte, ohne an eine Forschungsrichtung der Klinik gebunden zu sein. In Frankfurt hatte ich es in dieser Beziehung später nicht ganz leicht, da *Kleist* die wissenschaftliche Tätigkeit seiner Mitarbeiter weitgehend in seine eigene Forschung einbaute. Ich war aber in den psychiatrisch-klinischen Grundauffassungen mit ihm so sehr einig, daß ich mich gut einfügen konnte."

Wenn wir die diagnostischen Gewohnheiten der Erlanger Klinik nunmehr für das Jahr 1930 darstellen, dann können diese in erster Linie wohl als das Ergebnis des Zusammenwirkens von *Specht* und *Ewald* betrachtet werden.
Beim Blick auf die Tabelle 7 bieten sich einige Überraschungen, besonders im Vergleich mit den Zahlen in Tabelle 6 aus dem Jahre 1920. Die Aufnahmeziffer hat sich verdreifacht, mitbedingt durch zahlreiche kurze stationäre Begutachtungen. Stark gestiegen ist bei den Männern die Zahl der Folgezustände nach Schädelverletzungen, fast ausnahmslos zur Begutachtung aufgenommen. Häufig finden sich Zusatzdiagnosen, die aufzeigen, daß man an eine psychogene Verarbeitung gedacht hat. Erstaunlich ist die nach wie vor geringe Zahl von Suchtkranken. Die Häufigkeit der Folgeerkrankungen der Lues hat sich nicht verändert. Konstant ist die Zahl der Schizophrenen geblieben. Der Begriff „Schizophrenie" hat sich endgültig durchgesetzt. Die Bezeichnungen „Dementia praecox" und „Degenerationspsychose" werden jeweils nur einmal benutzt. Still ist es mit 2 Fällen um die chronische Manie geworden, hinzu kommt lediglich ein chronisch-manischer Querulant. Die erstaunlichste Entwicklung hat sich aber bei den Ziffern 14 und 15 ergeben. Während bei den 26 Frauen in ausgewogener Weise verschiedene psychogene Störungen diagnostiziert werden, darunter in nur 3 Fällen eine „Rentenhysterie", gleicht die Statistik in dieser Gruppe bei den 96 Männern geradezu einer donnernden Strafpredigt: Die Mehrzahl der Fälle muß sich „Rentensucht", „Rentenhysterie", „Rentenneurose" oder „Unfallneurose" bescheinigen lassen, oft in der Kombination „Psychopathie-Rentenneurose". Zumeist waren es wieder Begutachtungen, gelegentlich auch „Heilbehandlungen". Wir wollen offenlassen, inwiefern sich die wirtschaftliche Situation des Jahres 1930 auf diese Problematik ausgewirkt hat. Wir werden im nächsten Kapitel aber darlegen, welche Zuspitzung die Einstellung gegenüber seelisch Leidenden im folgenden Jahrzehnt erfahren wird.

Diagnose	Schema-Nr.	Männer absolut	Frauen absolut	Gesamt absolut	%
Traumatischer Schwachsinn Posttraumatische Demenz	1	2	0	2	1,2
Postoperative Psychose	5	0	1	1	0,6
Tabes Lues cerebri	6	1	1	2	1,2
Progressive Paralyse Dementia paralytica	7	7	2	9	5,3
Senile Demenz Arteriosklerotisches Irresein	8 9	2	1	3	1,8
Endogener Verblödungszustand Dementia praecox	11	11	4	15	10,0
Katatonie		1	0	1	
Schizophrenie		0	1	1	
Epilepsie	12	3	1	4	2,3
Melancholie Involutionsmelancholie Hypomelancholie Hypochondrische Melancholie	13	7	13	20	24,1
Manisch-melancholisches Irresein		3	5	8	
Manie Chronische Manie Chron. querulatorische Manie		4	9	13	
Hysterie Hysterischer Schütteltremor Pseudodemenz Hysterische Chorea Hysterische Armlähmung	14	8	22	30	17,6
Psychogene Depression Psychogene Erkrankung	15	2	2	4	2,3
Psychopathie Moralisch defekter Psychopath Psychopathie und Alkoholismus Hypochondrie	17	16	14	30	17,7
Imbezillität	18	6	2	8	4,7
Idiotie Familiäre Idiotie	19	2	2	4	2,3
Nicht geisteskrank (Hier auch neurolog. Leiden)	21	11	4	15	8,8
		86	84	170	100

Tab. 6   Die Neuzugänge des Jahres 1920.

Diagnose	Schema-Nr.	Männer absolut	Frauen absolut	Gesamt absolut	%
Folgezustand nach Schädelverletzung	1	37	2	39	7,5
Multiple Sklerose u. a. neurologische Erkrankungen	2	30	13	43	8,2
Morphinismus Schlafmittelmißbrauch	3	3	2	5	1,0
Alkoholismus Alkoholdelir	4	4	0	4	0,8
Chorea minor u. a.	5	1	3	4	0,8
Lues cerebri Tabes	6	3	0	3	0,5
Paralyse	7	18	9	27	5,2
Beeinträchtigungswahn	8	0	2	2	0,4
Arteriosclerosis cerebri Seniles Irresein	9	16	8	24	4,6
Schizophrenie	11	29	22	51	9,8
Epilepsie	12	20	4	24	4,6
Endogene Depression Melancholie Manie Chronische Manie Hypomanisches Temperament	13	25	54	79	15,2
Rentenneurose u. a. Hysterie u. a. Psychogene Depression u.a.	14 15	96	26	122	23,5
Chronisch-hypomanischer Querulant	16	1	0	1	0,2
Psychopathie	17	26	10	36	6,9
Debilität, Imbezillität Idiotie	18 19	17	9	26	5,0
Symptomatische Psychose	20	0	1	1	0,2
Verschiedene neurologische Erkrankungen	21	26	3	29	5,6
		352	168	520	100

Tab. 7 Die Neuzugänge des Jahres 1930.

Die Pervertierung der Psychiatrie

Am 10. 3. 1895 wurde in Schöllkrippen/Unterfranken *Berthold Kihn* geboren. 1923 wurde er Assistent an der Erlanger Klinik, 1926 habilitierte er sich, 1931 wurde er Professor und von 1937 bis 1945 war er Direktor der Universitäts-Nervenklinik Jena. Kürschners Deutscher Gelehrtenkalender von 1961 führt ihn danach als „o ö.UProf. z.Wv." Er starb am 19. 1. 1964 in Erlangen (5).

Kihn hielt 1932 einen Vortrag in der Erlanger Universitäts-Vortragsgesellschaft über „Die Ausschaltung der Minderwertigen aus der Gesellschaft". Die Allgemeine Zeitschrift für Psychiatrie druckte den Vortrag im selben Jahr. Wir zitieren kommentarlos einige zentrale Aussagen (8): „Man kann sich an dem Schicksal einer Bevölkerung 2 Kräfte am Werke denken, die Auslese und die Gegenauslese... Unter diesem Gesichtspunkt betrachtet, bedeutet Gegenauslese, Ausreihung so viel wie Entartung eines Volkes... Bis vor einem halben Jahrzehnt schien man der Ansicht *Bumkes* recht zu geben, der das Vorliegen einer Entartung bestritt. Seit einiger Zeit neigt man der Ansicht von *Johannes Lange* zu, der das Schicksal unserer Art besiegelt sieht und eine Entartung für gegeben erachtet... Im Kriege 1914–18 hat Deutschland etwa 2 Millionen Tote gehabt... Es waren nicht die Schlechtesten, die es traf. Und wenn auch manch Wertvolles erhalten wurde, ein anderer Teil unseres Volkes lebt sicher neben diesem Wertvollen weiter: Kriegszitterer, Rentensüchtige, Etappenhelden, Unabkömmliche, Schieber. Wohl haben die Hungerzeiten von 4 Kriegsjahren in den Irrenanstalten unter den Insassen gehörig aufgeräumt, aber wir haben doch auch eine Menge geistiger Invaliden durch den Krieg gebracht... Die ärztlichen Mittel, qualitativ unser Volk zu beeinflussen, sind die folgenden: 1. Eheberatung. Auswahl geeigneter Ehepartner, Eheverbot an Untaugliche. 2. Vernichtung lebensunwerten Lebens. 3. Asylierung fortpflanzungsungeeigneter Männer und Frauen. 4. Kastration und Sterilisation all derjenigen, deren Nachkommenschaft der Gesellschaft unerwünscht ist..."

Kihn hält Eheberatung und Dauerinternierung für wenig wirksam und fordert: „Sonach scheint keine andere Möglichkeit zu bestehen als die radikaleren Vorgehens gegen die Minderwertigen. Ein solches scheint darin begründet, daß die Jetztzeit mit ihren schweren wirtschaftlichen Krisen unnötige Ausgaben der öffentlichen Hand von selbst verbietet. Und zu den unnötigen Ausgaben kann man die Forterhaltung aller Ballastexistenzen (*Hoche*) aus öffentlichen Mitteln zählen."

In Fußnoten widerspricht *Kihn* mäßigenden Ansichten *Bumkes*, der den Gesichtspunkt der Wirtschaftlichkeit aus dem Fragenkomplex ausgeschaltet wissen wollte. *Kihn* argumentiert: „Es ist denn doch etwas anderes, ob die Allgemeinheit Pensionisten und alte Leute mit erhält... oder ob der Staat Existenzen mit fortschleppt, die eigentlich nie etwas anderes getan haben als gegessen, geschrien, Wäsche zerrissen und das Bett beschmutzt... Man wird z. B. zur Zeit als jährlichen Aufwand für die Pflege eines Idioten die Summe von 1500 Mark in Ansatz bringen müssen... Das läßt die Überlegung gerechtfertigt erscheinen, ob nicht durch Preisgabe lebensunwerten Lebens unser Volk von einem großen Teil solcher Ballastexistenzen befreit werden könnte." *Kihn* weist bereits auf Schwierigkeiten der „praktischen Durchführung" hin und meint, man sei „von der Durchführbarkeit dieser Forderungen noch weit entfernt". Er erwartet Einwände von einem „für solche Fälle etwas überzüchteten ethischen Empfinden" und schließt: „Im Kampf gegen die Minderwertigkeit ist jede Maßnahme erlaubt, die billig erscheint und wirksam ist. Feste Normen des Rechtes und der Humanität, nach denen zu verfahren ist, wird es auch hier nie geben."

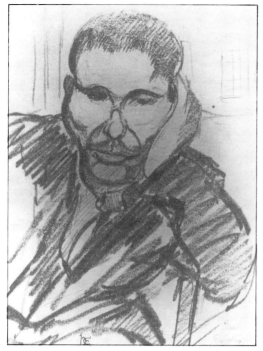
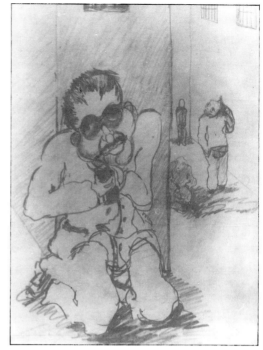

Abb. 6a Abb. 6b

Abb. 6 Zeichnungen eines unbekannten Künstlers. a) bis f) Kranker mit Katatonie; g) Resignation; h) Angst; i) und k) Stationsleben.

In einem vergessenen Winkel der alten Bibliothek der Erlanger Klinik fanden sich Zeichnungen eines unbekannten Künstlers aus einer unbekannten Zeit (Abb. 6). Es sind zumeist Kranke mit einer Katatonie. Wir wissen nicht, ob und in welchem Umfang sie ein Opfer der Maßnahmen geworden sind, die *Kihn* bereits vor 1933 gefordert hat. Mit einem Seitenblick auf diese Kranken hören wir, was in konsequenter Realisierung solcher Gedankengänge das damalige Staatsministerium des Innern in München am 18. 10. 1940 dem Direktor der Heil- und Pflegeanstalt Erlangen schrieb: „Die gegenwärtige Lage macht die Verlegung einer großen Anzahl von in Heil- und Pflegeanstalten untergebrachten Kranken notwendig. Im Auftrage des Reichsverteidigungskommissars ordne ich die Verlegung von 120 Kranken aus Ihrer Anstalt an. Die Verlegung wird voraussichtlich am 25. Oktober 1940 erfolgen. Wegen der Auswahl und Abholung der Kranken, die in meinem Auftrag erfolgt, wird sich die Gemeinnützige Kranken-Transport-GmbH in Berlin bzw. deren Transportleiter mit Ihnen ins Benehmen setzen. Das gesamte Privateigentum ist in ordentlicher Verpackung mitzugeben . . . Die Krankenpersonalakten und Krankengeschichten sind dem Transportleiter auszuhändigen. Die Kostenträger sind von der Abgabeanstalt davon in Kenntnis zu setzen, daß weitere Zahlungen über den Tag der Verlegung hinaus solange einzustellen sind, bis sie von der Aufnahmeanstalt angefordert werden . . . I. A.: gez. Dr. Schultze."

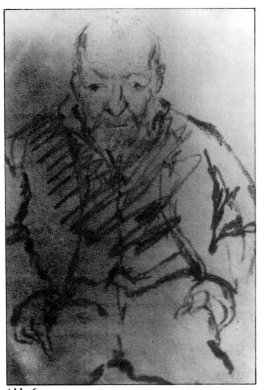

Abb. 6c

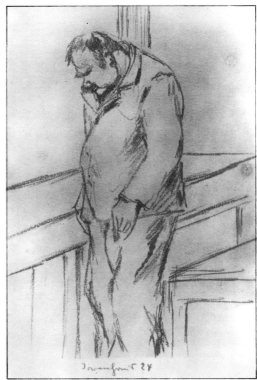

Abb. 6e

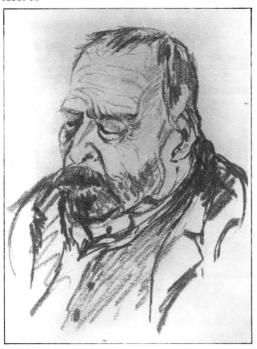

Abb. 6d

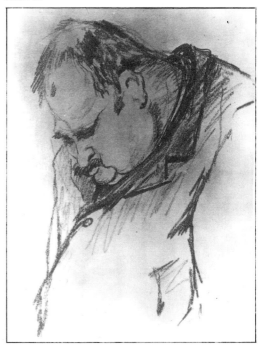

Abb. 6f

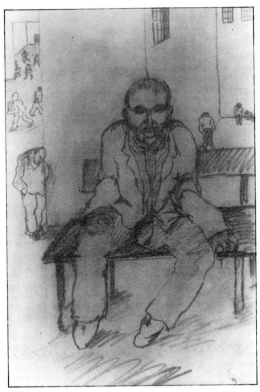 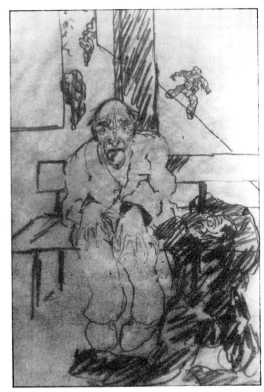

Abb. 6g Abb. 6h

Die Aktion T 4* hatte Erlangen erreicht. *Werner Leibbrand* berichtet von 600 Opfern. Der von uns unwesentlich gekürzte Brief des Innenministeriums wurde 1946 von *Leibbrand* veröffentlicht und von ihm mit dem folgenden Kommentar versehen (13):
„Es ist das erniedrigendste Blatt in der Geschichte der Psychiatrie, was wir hier aus Gründen geschichtlicher Wahrheitsfindung wiedergeben . . . Nicht das politische Geschehen der Zukunft wird an diesen Dingen etwas ändern, sie können sich nur ändern durch eine Rückgewinnung des Sinnes für die menschliche Existenz schlechthin. Dort, wo wir ihrer Gesamtheit in echt anthropologischem Anliegen folgen werden, werden wir vor der herzlosen Eingleisigkeit biologischen Denkens bewahrt bleiben."
Klaus Dörner hat 1980 in einer ausführlichen Dokumentation dem Vorwurf *Leibbrands* an das biologische Denken widersprochen (2). *Dörner* führt aus: „Es ist der These v. *Weizsäckers*, *Platen-Hallermunds* und *Leibbrands* nicht zuzustimmen, daß auf der Anklagebank des Nürnberger Ärzteprozesses die naturwissenschaftlich verengte Medizin, der Geist, der den Menschen nur als Objekt nimmt, saß: Diese Ansicht entspringt zu sehr dem Vorurteil einer selbst subjektiv vorgehenden Medizin. Sie hat auch schon deshalb nicht sehr viel für sich, weil gerade Vertreter der biologisch-naturwissenschaftlichen Psychiatrie, so *G. Ewald*, *K. Kleist*, *H. Bürger-Prinz*, *H. Berger* gegen die Vernichtungsaktionen protestierten oder handelten."

---

* Die Abkürzung bezieht sich auf eine Dienststelle in der Tiergartenstraße 4 in Berlin.

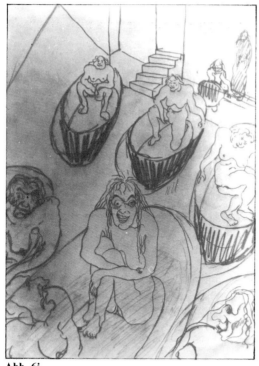

Abb. 6i

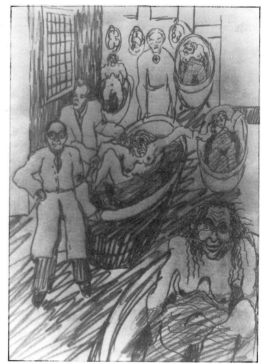

Abb. 6k

Dörner belegt dieses Urteil mit Beispielen. Nachdem die Anstalten seit 1933 systematisch weniger Geld erhielten, verfaßte *Kleist* hierzu eine vernichtende Kritik. *Weitbrecht* berichtet, was *Kleist* 1938 dem Provinzialfürsorgeverein über seine Besichtigungen der Anstalten Eichberg und Hadamar schrieb: „Es erscheint uns notwendig, auf ein bei Nicht-Ärzten mögliches Mißverständnis der neuen erbgesundheitlichen Bestrebungen hinzuweisen, das die Begriffe Geisteskrankheit, Erbkrankheit, Unheilbarkeit und unnütze Last für die Volksgemeinschaft gleichsetzt und daraus das Recht ableitet, jede Art der Aufwendung für Geisteskranke auf das äußerste herabzusetzen . . . schlechte Behandlung, ungenügende Pflege und Ernährung läßt manchen Heilbaren und Besserungsfähigen zugrundegehen."

Als ab 1939 die Aktion T 4 geplant wurde, verschickte man Meldebögen und hielt Besprechungen ab. *Dörner* teilt mit: „Professor *Ewald* war der einzige, der bei einer Sitzung in Berlin vom 15. August 1940 zwecks Anwerbung neuer Gutachter im Gegensatz zu 6 bis 8 weiteren anwesenden Ordinarien protestierend den Raum verließ. Unter Mißachtung des ihm von Professor *Heyde* auferlegten Schweigegebots sandte er Protestschreiben an den ärztlichen Leiter der ganzen Aktion T 4, Professor *Heyde*, an *Conti*, den zuständigen Landeshauptmann, den Dekan der Medizinischen Fakultät Göttingen und an den Direktor des Berliner Psychotherapeutischen Instituts zur Weiterleitung an dessen Vetter, den Reichsmarschall *Göring*" (2).

Nach *G. Koch* (10) lautete die Stellungnahme *Ewalds:* „. . . viele werden das Eingreifen des Staates gegen den eigenen Wunsch und Willen nicht vergessen. Manche mögen gewiß später dankbar sein. Andere aber werden, ganz gleich, ob sie ihre Einwilligung gegeben haben oder nicht, nicht mit der Tatsache der Tötung eines Angehörigen fertig werden ... Angst und Mißtrauen werden in der Bevölkerung Platz greifen, denn das Leben ist für den Alltagsmenschen der höchste Wert. Man wird Lebensbedrohung wittern, auch wo kein Mensch an so etwas denkt. Schon das weit harmlosere Sterilisationsverfahren hat trotz aller Aufklärung und trotz einleuchtender Notwendigkeit zu Unruhe und unsinnigen Vorstellungen geführt: ‚Wer in die Nervenklinik kommt, wird sterilisiert'; nun wird es heißen: ‚Wer in die Heilanstalt kommt, wird getötet.' ... ich kann aber nicht einen Beruf wählen, bei dem es zum täglichen Geschäft gehört, einen Kranken um seiner Krankheit willen zu beseitigen, nachdem er oder seine Angehörigen mich vorher vertrauensvoll und hilfeheischend aufgesucht haben."

H. Ehrhardt führt aus, daß Patienten der Universitätskliniken in aller Regel die Voraussetzungen einer Meldung nicht erfüllten, vor allem nicht einen Anstaltsaufenthalt von mindestens 5 Jahren Dauer (3).

Wir sehen, daß Männer, die vorübergehend an dieser Klinik tätig waren, *Kihn, Kleist, Ewald*, auf verschiedenen Seiten einer schrecklichen inneren Front standen. Die Darstellung dieser Ereignisse schien geboten, als wir der Diagnosentabelle des Jahres 1930 eine Veränderung in der Einstellung gegenüber den psychisch Leidenden entnahmen. Die wertende Beurteilung angeblich „Rentensüchtiger" tauchte in der Tat in den Scheinargumenten *Kihns* auf. Es erhebt sich jetzt die Frage, welche Aufschlüsse die Diagnosentabelle 10 Jahre später bietet.

Die Neuzugänge des Jahres 1940

Zwischen den Jahren 1930 und 1940 fand ein Wechsel in der Klinikleitung statt. *Friedrich Meggendorfer* übernahm 1934 den Lehrstuhl und die Direktion der Klinik. Er wurde geboren am 7. 6. 1880 in Bad Aibling in Oberbayern. 1910 promovierte er bei *E. Kraepelin* in München mit dem Thema: „Experimentelle Untersuchung der Schreibstörungen bei Paralytikern." Er war zunächst Assistent bei *Kraepelin* und dann bei *Nonne* in Hamburg, wo er sich 1921 habilitierte. Die Erlanger Klinik leitete er von 1934 bis 1945. Er starb am 12. 2. 1953 in Bamberg (5).

In seinem Nachruf betont *H. Scheller* (20), die wissenschaftlichen Arbeiten *Meggendorfers* beschäftigten sich vorwiegend mit klinischen Fragen aus dem Gebiete der Konstitutions- und Erbpathologie. Die Persönlichkeit wird als von Grund auf gütig und liebenswert beschrieben. *Scheller* berichtet: „In den letzten Jahren war er still und ernst geworden. Der Gang der Ereignisse und auch sein persönliches Schicksal lasteten schwer auf ihm. Die politischen Maßnahmen in der amerikanisch besetzten Zone hatten 1946, kurz vor Erreichung der Altersgrenze, zu seiner Entlassung aus dem Amt geführt. Daß erbpathologische und eugenische Fragestellungen vorzugsweise zum Arbeitsgebiet von *Meggendorfer* gehört hatten, mag dabei – freilich in Verkennung des wahren Sachverhalts – eine Rolle gespielt haben."

Der Wechsel von *Specht* zu *Meggendorfer* war begleitet von einem deutlichen Wandel in den diagnostischen Gewohnheiten der Klinik. Wir vergleichen hierzu die Tabellen 7 und 8.

Das verbreitete Würzburger Schema hatte sich endgültig durchgesetzt, weshalb die Diagnosenummern in den beiden Tabellen differieren. Bei fast gleicher Gesamtzahl behan-

Diagnose	Schema-Nr.	Männer absolut	Frauen absolut	Gesamt absolut	%
Angeborener Schwachsinn	1	6	7	13	2,5
Traumatische Epilepsie	2	2	0	2	0,4
Progressive Paralyse	3	22	5	27	5,3
Encephalitis chronica	5	3	3	6	1,1
Dementia senilis Arteriosclerosis cerebri Alzheimersche Krankheit Klimakterische Depression	6	20	24	44	8,6
Chorea Huntington	7	3	0	3	0,5
Sclerosis multiplex mit psychischen Störungen	8	0	1	1	0,2
Symptomatische Psychose bei Diabetes mellitus u.a.	9	4	6	10	1,9
Chronischer Alkoholismus Pathologischer Rausch	10	4	1	5	1,0
Opiatsucht Nikotinvergiftung Schlafmittelsucht	11	2	1	3	0,5
Genuine Epilepsie Symptomatische Epilepsie	13	21	14	35	6,8
Schizophrenie	14	41	80	121	23,6
Manisch-depressives Irresein	15	11	19	30	5,8
Psychopathie	16	13	20	33	6,4
Reaktive Depression Psychogene Depression	17	16	15	31	6,0
Verschied. organische Nervenleiden	20	76	42	118	23,0
Nicht nerven- und geisteskrank	21	18	12	30	5,8
		262	250	512	100

Tab. 8 Die Neuzugänge des Jahres 1940.

delter Kranker enthält die zahlenmäßige Zuordnung zu den einzelnen Krankheitsformen aber weitergehende Unterschiede.

Wir hatten bereits auf den unverhältnismäßig hohen Anteil von 23,5 % mit Hysterie, Rentenneurose und psychogener Depression im Jahre 1930 hingewiesen. Diesbezüglich urteilte man im Jahre 1940 sachlicher. Reaktive oder psychogene Depressionen machten 6,0 % aus. Die diagnostische Zuordnung erfolgte mit sachlichen, von negativen Wertungen freien Begriffen. Insbesondere gibt es das Wort „Rentenhysterie" nicht mehr.

Die erstaunlichsten Zahlen treffen wir aber im manisch-depressiven und schizophrenen Formenkreis an. Jahrzehntelang war unter *Specht* das Verhältnis beider Psychosegruppen etwa 2 zu 1. Es kehrte sich bei *Meggendorfer* um auf 1 zu 4! Wir werden uns noch zu fragen haben, ob sich der Einfluß der unterschiedlichen „Schulen" hier ausgewirkt hat.

Die Neuzugänge des Jahres 1950

Wieder hatte es einen Wechsel in der Klinikleitung gegeben. *Heinrich Scheller* war von 1948 bis 1951 Direktor der Universitäts-Nervenklinik Erlangen. Er wurde am 5. 1. 1901 in St. Avold in Elsaß-Lothringen geboren. Studium und Habilitation erfolgten in Berlin. Er ging aus der Nervenklinik der Charité hervor, die bis 1937 von *Bonhoeffer* geleitet wurde. *Scheller* starb 1972 auf einer Fahrt nach Würzburg. Der Schwerpunkt seiner wissenschaftlichen Arbeit lag bis zu seinem Wechsel nach Würzburg 1951 auf dem Gebiet der Liquorforschung (5, 24).

Der Vergleich der Tabellen 8 und 9 bringt wiederum interessante Aufschlüsse. Zunächst einmal ist die Aufnahmeziffer deutlich angestiegen. Dies mag teilweise der gestiegenen Einwohnerzahl des Einzugsgebietes der Klinik zuzuschreiben sein, es findet sich aber auch eine eindeutige Verschiebung der Aufgaben der Klinik. Während noch 1940 etwa ¾ der Kranken psychiatrische Erkrankungen hatten, ist es 1950 nur noch knapp die Hälfte. Auch jetzt findet sich unter der hohen Zahl neurologisch Kranker ein großer Anteil von Begutachtungsfällen, diesmal in der Regel zur Beurteilung von Kriegsbeschädigungen. Deutlich zurückgegangen ist die Zahl der Paralytiker. Bei den meisten dann folgenden Krankheitsbildern sind die Absolutzahlen erstaunlich konstant. Deutlich zugenommen hat die Zahl abnormer Reaktionen, in 7 Fällen als Rentenneurose bezeichnet. Bei den endogenen Psychosen finden wir 1940 und 1950 151 bzw. 148 Kranke, jetzt jedoch im Verhältnis 1 zu 1 auf die beiden Formenkreise aufgeteilt. Während bei den Schizophrenien die bekannten Verlaufstypen begrifflich knapp vermerkt werden, ist die Zuordnung im manisch-depressiven Formenkreis recht wortreich mit dem Bemühen um Differenzierung verschiedener Formen. Da gibt es bei der Ziffer 15:
– Periodische atypische Psychose mit Akinese
– Mischbild oder Mischpsychose
– Zyklische Psychose
– Hyperkinetische zyklische Psychose
– Atypische endogene Depression, paranoisch gefärbt
– Erstarrende Rückbildungsdepression
– Angstdepression.

Im Gegensatz zu der sich auf die Feststellung einer atypischen Psychose beschränkenden Sprachregelung wich man der Schizophreniediagnose damals wenigstens mit Phantasie aus.

Diagnose	Schema-Nr.	Männer absolut	Frauen absolut	Gesamt absolut	%
Schwachsinn	1	11	20	31	2,7
Progressive Paralyse	3	6	2	8	0,7
Psychische Störungen bei Lues cerebri und Tabes	4	0	2	2	0,2
Postenzephalitische Wesensänderung	5	2	0	2	0,2
Arteriosklerotische Verwirrtheit Hirnatrophischer Prozeß	6	15	25	40	3,4
Chorea Huntington	7	2	0	2	0,2
Psychische Störungen bei anderen Hirnkrankheiten	8	1	1	2	0,2
Symptomatische Psychosen	9	6	9	15	1,3
Alkoholismus	10	4	0	4	0,3
Medikamentenabusus Opiumabusus	11	2	2	4	0,3
Wesensänderung nach CO-Vergiftung	12	2	0	2	0,2
Epilepsie	13	46	31	77	6,7
Schizophrenie	14	34	39	73	6,3
Manisch-depressiver Formenkreis	15	35	40	75	6,5
Psychopathie	16	51	19	70	6,0
Abnorme Reaktionen	17	52	52	104	8,9
Psychopathische Kinder und Jugendliche	18	2	2	4	0,3
Ungeklärte Fälle	19	16	5	21	1,8
Nervenkrankheiten ohne psychische Störungen	20	426	185	611	52,7
Nicht nervenkrank Frei von psychischen Abweichungen	21	6	6	12	1,0
		719	440	1159	100

Tab. 9 Die Neuzugänge des Jahres 1950.

Auch einer anderen Frage wurde ausgewichen. Im November 1948 erschien unter der Überschrift „War die Zeitung schlecht unterrichtet?" die folgende Zeitungsnotiz: „Die im Erlanger Lokalteil der *NN* vom Samstag veröffentlichte Meldung der Verhaftungen in der Heil- und Pflegeanstalt hat, wie wir mehreren telefonischen Anfragen entnehmen mußten, verschiedentlich zu Mißverständnissen geführt. Bei flüchtigem Lesen dieser Meldung mag der Widerspruch zu dem in der voraufgegangenen Mittwochausgabe abgedruckten Artikel ‚Keiner mußte befehlsgemäß verhungern', nur allzu offensichtlich erscheinen. Aufmerksamen Lesern dürfte dagegen nicht entgangen sein, daß es sich zwar um den gleichen Tatbestand, aber um 2 völlig voneinander getrennte Vorgänge handelt. Gemeinsam für beide Vorgänge war und ist die Frage: Wurde in der Erlanger Heil- und Pflegeanstalt ‚B-Kost' verabreicht und wer war für diese Verabfolgung verantwortlich? Handelte es sich in dem Mittwochbericht um das Ergebnis, zu dem die Hauptspruchkammer im Fall des Dr. *Müller* gekommen war, so sind die gemeldeten Verhaftungen auf die unabhängig davon geführten Ermittlungen durch die Staatsanwaltschaft Nürnberg veranlaßt worden. Während die Spruchkammer als Ergebnis ihrer Untersuchung zu der Feststellung gelangte, daß es in Erlangen niemals eine ‚B-Kost' gegeben habe, steht die Staatsanwaltschaft – und die Verhaftungen scheinen zunächst sichtbarer Ausdruck dieser Auffassung zu sein – auf dem Standpunkt, daß die so laut gepriesene Menschenliebe doch nicht zu allen Zeiten hundertprozentig gewesen sein kann. Diese Annahme wird bemerkenswerterweise von dem derzeitigen Direktor der Anstalt, Prof. Dr. *Werner Leibbrand,* selbst bestätigt. Prof. *Leibbrand* beschreibt in seinem 1946 im Verlag ‚Die Egge' erschienenen Buch ‚Um die Menschenrechte der Geisteskranken' auf Seite 5 mitte die Vorkommnisse in Erlangen wie folgt: ‚An der Erlanger Heil- und Pflegeanstalt wurden über 600 Kranke ›verlagert‹. Die Technik dieses teuflischen Vorgehens findet der Leser ebenfalls in dem Versuch über ›Euthanasie‹. Der bewußt auf höheren Befehl durchgeführte Hungertod umfaßt eine weitere 3stellige Zahl. In dem scheinbar sachlichen Begriff der ›B-Kost‹, einer fettlosen Todeskost, liegt der Mord von Hunderten beschlossen . . .' Soweit Prof. *Leibbrand.* Berücksichtigt man den bei Spruchkammer-Verfahren immer häufiger in Erscheinung tretenden Mangel an Erinnerungsvermögen, so dürfte wahrscheinlich eine ordentliche gerichtliche Untersuchung der Angelegenheit ein sachlich zuverlässigeres Resultat ergeben. C." (16).

Wir möchten den Gang durch die Jahrzehnte an dieser Stelle beenden. Die nächsten Jahrzehnte führen zu sehr in Gegenwartsprobleme, als daß sie bereits Gegenstand historischer Betrachtung sein könnten. Ohnehin bietet die abschließende Synopsis der abgehandelten 5 Jahrzehnte genügend Stoff zur Diskussion.

Diskussion und Zusammenfassung

Am Beginn unserer Untersuchung im Jahre 1910 befanden wir uns in einem Übergangsbereich zwischen der Psychiatrie des 19. Jahrhunderts und den diagnostischen Auffassungen der Gegenwart. Die von der Klinik damals noch betreuten Langzeitkranken wurden offensichtlich mit den oft Jahrzehnte zurückliegenden Erstdiagnosen weitergeführt. So gab es noch den Querulantenwahnsinn, das degenerative Irresein oder die sekundäre Seelenstörung.

	1910	1920	1930	1940	1950
Endogene Psychosen	32	58	130	151	148
Manisch-depressiver Formenkreis	20	41	79	30	75
Schizophrener Formenkreis	12	17	51	121	73

Tab. 10   Endogene Psychosen von 1910–1950. Absolutzahlen der Neuaufnahmen.

Eine besondere Rolle spielte hierbei die Paranoia. Die Ansicht *Spechts* hierzu haben wir eingangs erwähnt. Er übernahm Kranke mit dieser Diagnose aus einer früheren Zeitspanne der Erlanger Psychiatrie.
Über diesen früheren Gebrauch des Begriffs berichtet *Janzarik* (6). Er weist auf eine verwunderte Feststellung *Kraepelins* hin, zeitweilig seien in manchen Anstalten 70 bis 80 % der Kranken als „Paranoia" geführt worden.
In der Erlanger Klinik wurden am Beginn des Jahres 1910 22 Paranoiafälle betreut, bei den Neuaufnahmen des Jahres 1910 wurden 4 Kranke so zugeordnet, 1920 finden wir den Begriff nicht mehr. Er ging im manisch-depressiven Formenkreis auf.
Die Gesamtzahl der Neuaufnahmen stieg im Berichtszeitraum steil an. Dabei wuchs der Anteil von Kranken aus dem Gebiet der Neurologie stärker, bis schließlich 1950 eine ungefähre Halbierung zwischen psychiatrischen und neurologischen Leiden eingetreten war.
Veränderungen bei einzelnen Krankheitsbildern haben wir in den vorstehenden Kapiteln bereits betont. Die Suchtleiden spielten während des gesamten Zeitraums kaum eine Rolle. Gegen Ende des dargestellten Abschnittes scheint die progressive Paralyse ihre Schrecken zu verlieren. Hingegen ist ab 1940 ein Ansteigen der Absolutzahlen von zerebralen Arteriosklerosen zu registrieren.
Das größte Interesse beansprucht jedoch die Entwicklung auf dem Gebiet der endogenen Psychosen. Wir haben in Tabelle 10 die Absolutzahlen gewählt und interessieren uns lediglich für die Relation zwischen den beiden endogenen Formenkreisen. Die Gesamtzahl endogener Psychosen steigt bis 1940 entsprechend der Steigerung der Gesamtaufnahmeziffer, bleibt dann aber konstant, da die 1950 erfolgte Steigerung der Gesamtaufnahmeziffer nicht im gleichen Maße die psychiatrischen Kranken betrifft.
In der von *Specht* geleiteten Klinik wurden Schizophrenien deutlich seltener diagnostiziert als manisch-depressive Psychosen. Unter *Meggendorfer* kam es zu einer massiven Umkehr der Relation. Bei *Scheller* schließlich wird mit 1 zu 1 ein noch anderes Zahlenverhältnis erzielt.
Hieraus läßt sich ableiten, daß es schulübergreifende Kriterien für die Annahme einer endogenen Psychose gibt, jedoch schulgebundene Unterschiede bei der Zuordnung zu den beiden Formenkreisen.
Specht war ab seinem 24. Lebensjahr in Erlangen psychiatrisch tätig. Zuvor hatte er in Würzburg und München studiert und 1884 in München Staatsexamen und Promotion absolviert (5). In München war damals *Bernhard von Gudden* Direktor der Kreisirrenanstalt. *Meggendorfer* war Doktorand *Kraepelins* und Assistent an der Münchner Klinik. *Scheller* war Mitarbeiter *Bonhoeffers*.
Es wäre reizvoll zu prüfen, wie die Ansichten der Lehrer fortgewirkt haben. Damit wäre aber der Rahmen einer als lokale Studie geplanten Arbeit gesprengt. Fragt man sich,

welchen Gewinn die vorstehend referierten Ergebnisse schon für sich bringen, so läßt sich uneingeschränkt feststellen, daß man die eigene Arbeit bescheidener ebenfalls im Strome der Vergänglichkeit von Konventionen und angeblichen Weiterentwicklungen sieht.

Literatur

1. *Baer, R., S. Breuer, W. Frieser:* Die Struktur der psychiatrischen Versorgung aus der Sicht der Kranken. Krankenhausarzt 53 (1980), 612
2. *Dörner, K., et al.:* Der Krieg gegen die psychisch Kranken. Psychiatrie-Verlag, Rehburg-Loccum 1980
3. *Ehrhardt, H.:* Euthanasie und Vernichtung „lebensunwerten" Lebens. Enke, Stuttgart 1965
4. *Ewald, G.:* Gustav Specht. Z. ges. Neurol. Psychiat. 171 (1941), 607
5. *Gerneth, G. M.:* Personalbibliographien von Professoren und Dozenten der Neurologie und Psychiatrie, der Arbeitsmedizin und der physiologischen Chemie der Universität Erlangen-Nürnberg 1900–1968. Med. Diss., Erlangen 1969
6. *Janzarik, W.:* Die klinische Psychopathologie zwischen Griesinger und Kraepelin im Querschnitt des Jahres 1878. In: Psychopathologie als Grundlagenwissenschaft. *Janzarik, W.* (Hrsg.). Enke, Stuttgart 1979
7. *Jaspers, K.:* Allgemeine Psychopathologie, 3. Aufl. Springer, Berlin 1923
8. *Kihn, B.:* Die Ausschaltung der Minderwertigen aus der Gesellschaft. Allg. Z. Psychiat. 98 (1932), 387
9. *Koch, G.:* Karl Kleist zum Gedächtnis. Medsche Welt 12 (1961), 595
10. *Koch, G.:* Euthanasie, Sterbehilfe. Eine dokumentierte Bibliographie. Palm u. Enke, Erlangen 1984
11. *Kraepelin, E.:* Psychiatrie. 8. Auflage, Bd. 1–4. J. A. Barth, Leipzig 1909, 1910, 1913, 1915
12. Kürschners Deutscher Gelehrten-Kalender 1961. de Gruyter, Berlin 1961
13. *Leibbrand, W.:* Um die Menschenrechte der Geisteskranken. Verlag „Die Egge", Nürnberg 1946
14. *Leonhard, K.:* Über kapillarmikroskopische Untersuchungen bei zirkulären und schizophrenen Kranken und über die Beziehungen der Schlingenlänge zu bestimmten Charakterstrukturen. Med. Diss., Erlangen 1928
15. *Meyer, J.-E.:* Diagnostische Einteilungen und Diagnosenschemata in der Psychiatrie. In: Psychiatrie der Gegenwart, Bd. 3. *Gruhle, H. W., R. Jung, W. Mayer-Gross, M. Müller* (Hrsg.). Springer, Berlin – Göttingen – Heidelberg 1961
16. Nürnberger Nachrichten. November 1948
17. *Peters, U. H.:* Wörterbuch der Psychiatrie und medizinischen Psychologie, 2. Aufl. Urban u. Schwarzenberg, München – Wien – Baltimore 1977
18. *Pongratz, L. J.:* Psychiatrie in Selbstdarstellungen. Huber, Bern – Stuttgart – Wien 1977
19. *Roemer, H.:* Eine Einteilung der Psychosen und Psychopathien. Z. Neurol. Psychiat. 11 (1912), 69
20. *Scheller, H.:* Zur Erinnerung an *Friedrich Meggendorfer.* Nervenarzt 25 (1954), 79
21. *Specht, G.:* Über die klinische Kardinalfrage der Paranoia. Zentbl. Nervenheilk. u. Psychiat. 31 (1908), 817
22. *Störring, G. E.:* Prof. *Ewald* 60 Jahre alt. Dt. med. Rdsch. 2 (1948), 7
23. *Weitbrecht, H. J.:* Psychiatrie in der Zeit des Nationalsozialismus. Hanstein, Bonn 1968
24. *Zutt, J.:* In memoriam *Heinrich Scheller.* Nervenarzt 44 (1973), 386

Psychiatrische Familienpflege und offene Irrenfürsorge: Sozialpsychiatrische Konzepte bei Gustav Kolb und heute

F. M. Böcker

Seit Mitte der 60er Jahre wird in Deutschland – in Anlehnung vor allem an englische und amerikanische Vorbilder und ausgehend meist von der Hochschulpsychiatrie – versucht, sozialpsychiatrische Konzepte zu entwickeln und zu verbessern, darunter vor allem Modelle einer „gemeindenahen" Psychiatrie (9) mit einer „therapeutischen Kette" stationärer, ambulanter, komplementärer und flankierender Einrichtungen (24). *Von Cranach* (20) datiert den Beginn dieser Entwicklung mit dem „Mental Health Act" in England 1959 und dem „Community Mental Health Center Act" in USA 1963 und sieht als „Leitmotiv dieser neuen Form psychiatrischer Versorgung ... die Erkenntnis, daß die kustodiale Behandlung oder besser Unterbringung von psychisch Kranken ein beschämendes Zeugnis von versagender medizinischer und sozialer Politik war ... Es ist festzustellen, daß nicht das Vorhandensein neuer, bereits erprobter Behandlungsmethoden Anlaß zur Neuerung war, sondern die Unzufriedenheit mit der bisherigen Versorgung. Um 1960 wußte man wenig über die Möglichkeit, z. B. chronische Patienten in die Gemeinschaft zu integrieren, und noch weniger Wissen bestand darüber, welche Folgen eine gemeindenahe Betreuung für die Angehörigen und für die Gemeinschaft selbst haben wird ... Die Planung einer gemeindenahen Versorgung steht erst am Anfang ihrer Entwicklung."
Tatsächlich war die Sozialpsychiatrie in Deutschland um 1900 schon einmal aufgebrochen, um die „Irrenfürsorge" zu humanisieren und gemeindenahe Behandlungskonzepte in die Praxis umzusetzen, ebenfalls motiviert vom Mißbehagen an der Anstaltsverwahrung psychisch Kranker. Initiativen kamen damals vor allem aus der Anstaltspsychiatrie selbst, die sich seit *C. F. W. Roller* (65) und *H. Damerow* (21) weitgehend unabhängig von und oft in Streit mit der Hochschulpsychiatrie entwickelt und sich noch 1868 heftig gegen Reformvorschläge *Griesingers* gewehrt hatte (38, 66).
Angesichts des Fiaskos von Teilen der deutschen Psychiatrie seit 1933 ist es allerdings kaum verwunderlich, daß die Wiederbelebung der Sozialpsychiatrie ab Mitte der 60er Jahre sich eher an Reformbestrebungen in England und USA orientierte als an der eigenen Tradition, die fast völlig in Vergessenheit geraten war. Da aber die historische Entwicklung die – reformbedürftigen – Versorgungsstrukturen heute bestimmt und aus vergleichbaren Situationen heraus vergleichbare Konzepte entstanden, erscheint eine Beschäftigung mit solchen verschütteten Wurzeln noch heute lohnend (66).
Seit 1902 hat ein Anstaltspsychiater besonders hartnäckig versucht, die Struktur der psychiatrischen Versorgung zu verändern: *Gustav Kolb,* der von 1911 bis 1934 die Erlanger „Heil- und Pflegeanstalt" leitete und als Begründer der „offenen Fürsorge" gilt (55). So wie *Hermann Simon* (70) für den Umgang mit psychisch Kranken innerhalb der Anstalten wegweisend wurde, hat *Kolb* den Gedanken einer Betreuung psychisch Kranker außerhalb geschlossener Anstalten konsequent verfolgt, als erster eine psychiatrische Außenfürsorge verwirklicht und damit erste Ansätze für eine „therapeutische Kette" stationärer und ambulanter Versorgungssysteme geschaffen. Er ist einer der „Väter" gemeindenaher Psychiatrie.

Gustav Kolb: Leben

Gustav Kolb, geboren am 4. 12. 1870 in Ansbach, Studium der Medizin in Erlangen, Approbation 1895 in Breslau, seit 1896 Arzt an der Heil- und Pflegeanstalt in Bayreuth, veröffentlichte bereits 1902 in seinem „Sammelatlas für den Bau von Irrenanstalten" (39) die Grundgedanken, auf denen sein Lebenswerk aufbaut: Öffnung der Anstalten, Einrichtung einer „Familienpflege" und Aufbau einer von der Anstalt ausgehenden Nachbetreuung entlassener Patienten, einer „offenen Fürsorge". 1905 übernahm er die Leitung der neuerrichteten und nach seinen Plänen gestalteten Anstalt Kutzenberg, unterbreitete 1908 „Vorschläge für die Ausgestaltung der Irrenfürsorge und die Organisation der Irrenanstalten" (40) und berichtete 1911 über „die Familienpflege, unter besonderer Berücksichtigung der bayerischen Verhältnisse" (41). Im gleichen Jahr wurde er Direktor der Heil- und Pflegeanstalt in Erlangen, deren seit 1914 eingerichtete „offene Fürsorge" als „Erlanger Modell" später von fast allen deutschen Anstalten übernommen wurde. Im Februar 1919, unmittelbar nach der Reichstagswahl, trat er mit detaillierten Plänen für eine „Reform der Irrenfürsorge" (42) ein. 1927 erscheint, 25 Jahre nach dem „Sammelatlas", bei Springer in Berlin „Die offene Fürsorge in der Psychiatrie und ihren Grenzgebieten" (64), von *Kolb* gemeinsam mit *Roemer,* Leiter der Illenau, und *Faltlhauser,* dem ersten Erlanger Fürsorgearzt, herausgegeben, mit Beiträgen von so namhaften Psychiatern wie *Eugen Bleuler* und *Kurt Schneider.*
In seinem Schlußwort stellt *Kolb* fest: „In der Entwicklung der offenen Fürsorge sehe ich seit langen Jahren das wesentliche Ziel meines beruflichen Lebens. Die anfängliche Ablehnung meiner Vorschläge zwang mich, zunächst in der eigenen Anstalt den Nachweis zu liefern, daß meine Pläne durchführbar und zweckmäßig sind. Dieser Nachweis ist . . . in Erlangen erbracht" (46). Mit Stolz konstatierte er in seinem Beitrag über „die offene Geisteskrankenfürsorge im Ausland . . .": „Zu einer Zeit, als in Deutschland meine Vorschläge zur Entwicklung eines Fürsorgedienstes (Außendienst, externer Dienst) im Anschluß an unsere öffentlichen Irrenanstalten im Kreise der Fachleute meist mehr oder minder schroffe Ablehnung oder doch kaum Anhänger fanden (1902–1920), hatte der praktische Sinn des Amerikaners die Bedeutung des Fürsorgedienstes erkannt . . . Unsere Erlanger Fürsorge und die amerikanische Fürsorge haben sich vollständig unabhängig voneinander in gleicher Weise entwickelt und zu grundsätzlich gleichen Einrichtungen, Ergebnissen und Erkenntnissen geführt. Ich glaube nicht, daß die amerikanische Psychiatrie um 1910 Kenntnis hatte von den in Deutschland ohne jeden Widerhall gebliebenen Ausführungen eines in weiten Kreisen unbekannten deutschen Psychiaters; ich glaube nicht, daß man in Amerika Kenntnis hatte von der Entwicklung der Kutzenberger und Erlanger Fürsorge" (45). 1930 referiert Kolb auf dem „Ersten Internationalen Kongreß für Psychische Hygiene" in Washington über offene Fürsorge, und 1931 ist er unter den Herausgebern des „Handwörterbuchs der psychischen Hygiene und der psychiatrischen Fürsorge" (18), das den Stand der Versorgung psychisch Kranker vor dem Dritten Reich eindrucksvoll dokumentiert.
Kolb war Mitbegründer und Vorstandsmitglied des 1925 von *R. Sommer* ins Leben gerufenen „Deutschen Verbands für Psychische Hygiene" und seit 1927 Mitherausgeber der „Zeitschrift für Psychische Hygiene". Noch 1930 wird ihm vom Vorstand des Verbands enthusiastisch zum 60. Geburtstag gratuliert (71). In den folgenden Jahren kommt es jedoch rasch zur Gleichsetzung von psychischer Hygiene und Rassenhygiene, sichtbar an einer anwachsenden Flut von Publikationen über „Erbforschung" und „Erbgesundheitspflege" und an der Umbenennung des Verbands in „Deutscher Verband für Psychi-

sche Hygiene und Rassenhygiene" am 16. 7. 1933, 2 Tage nach Verkündigung des „Gesetzes zur Verhütung erbkranken Nachwuchses", das die Sterilisierung Geisteskranker gegen ihren Willen legalisierte. Während Mitstreiter *Kolbs,* so *Roemer* und *Faltlhauser,* diese Entwicklung aktiv mitgetragen haben, hat *Kolb* sich schon früh dagegen gesträubt (48) und sich damit mißliebig gemacht. 1932 wird lediglich in einer Fußnote erwähnt, daß er „aus zwingenden dienstlichen Gründen" nicht mehr für den Vorstand kandidiert habe. Im Mai 1933 lehnt er die Aufforderung des Regierungspräsidenten ab, in die *NSDAP* einzutreten (74); im März 1934 wird er vorzeitig in den Ruhestand versetzt. Wie sehr er inzwischen zur „Unperson" geworden war, wird daran deutlich, daß in der „Zeitschrift für Psychische Hygiene" weder zu seiner Ruhestandsversetzung noch zu seinem Tode – er starb am 20. 3. 1938 in Starnberg – eine Würdigung erscheint. Nur in der „Allgemeinen Zeitschrift für Psychiatrie" wird seiner kurz gedacht (5).

Gustav Kolb: Werk

In 3 Bereichen hat *Kolb* versucht, sein Grundanliegen einer „Reform der Irrenfürsorge" (42) zu verwirklichen: Seine Vorstellungen zur *„Anstaltsreform"* werfen ein Licht auf die Ausgangssituation, die psychiatrischen Versorgungsstrukturen zu Beginn des 20. Jahrhunderts. Auf seine Bemühungen um Ergänzung der geschlossenen Anstaltsbehandlung durch Einrichtung der *Familienpflege* soll deshalb besonders eingegangen werden, weil diese damals wichtige Behandlungsform ihre praktische Bedeutung in Deutschland nach dem 2. Weltkrieg fast völlig verloren hat. Beim Aufbau der Familienpflege schließlich stieß *Kolb* auf die Notwendigkeit einer nachgehenden ambulanten Betreuung der Patienten, woraus er die *offene Fürsorge* entwickelte.

Anstaltsreform

Als *Kolb* zu Beginn des 20. Jahrhunderts seine psychiatrische Tätigkeit aufnahm, war „Irrenfürsorge" gleichbedeutend mit der geschlossenen und langfristigen Unterbringung psychisch Kranker in Heil- und Pflegeanstalten. Die aus den Tobhäusern und Narrentürmen des Mittelalters und den Zucht- und Arbeitshäusern des 18. Jahrhunderts hervorgegangene Anstaltspsychiatrie (38) war die einzige Säule der Patientenversorgung geblieben. Stationen der Entwicklung waren die „Anwendung der psychischen Curmethode auf Geisteszerrüttung" (1803 [63]), die Gründung von „psychischen Heilanstalten für Geisteskranke" (1805 [56]), die Zusammenfassung zu „relativ verbundenen Heil- und Pflegeanstalten" (1840 [21]) und die Ablösung von der sich entwickelnden Universitätspsychiatrie seit *Christian Friedrich Wilhelm Rollers* Zerwürfnis mit der Heidelberger Medizinischen Fakultät (38) und seiner Gründung der „Musteranstalt" Illenau in Baden (1837–1842), die mit ihrem ausgeklügelten System einer getrennten Unterbringung in „Heilanstalt – Pflegeanstalt", „Männer- und Frauenseite" und je nach Zustand als „Zahlende, Gebildete, Ruhige, Störende und Tobende" für ein halbes Jahrhundert die Architektur von Anstaltsneubauten in Europa bestimmte. 1860 beantwortet der neugegründete Verein deutscher Irrenärzte eine Anfrage *Flemmings* dahingehend, „es sei zulässig, beim Bau einer Irrenanstalt eine größere Einsparung durch Vermeidung überflüssiger Verschönerung in der Form des Baues zu erreichen", und 1868 lehnt der Verein die Forderungen *Griesingers* (32) nach der Einführung „freierer Verpflegungsformen" mit Mehrheit ab (66) und empfiehlt weiter die Errichtung großer Anstalten, da „nur dort die notwendige Beaufsichtigung und Kontrolle der Kranken gewährleistet sei" (30, 54). Während sich das Prinzip des „no restraint" nicht durchsetzen konnte, wurden „Bettbehandlung" und „Dauerbäder" als therapeutische Errungenschaften in die Irrenbehandlung eingeführt (62). Soweit der Patient selbst bzw. seine Familie nicht für die Kosten der Anstaltsunterbringung aufkommen konnte, mußten diese – in Bayern – von der Armenpflege seiner Heimatgemeinde übernommen werden (41, 72).

1919 schreibt *Kolb* zur „Forderung eines freiheitlicheren Ausbaus des Irrenwesens": „Die Irrenfürsorge bestand bisher tatsächlich eigentlich nur in der Anstaltsbehandlung und die öffentliche Irrenfürsorge betrachtete tatsächlich als ihre wichtigste Aufgabe den Schutz der Allgemeinheit gegenüber den Geisteskranken; das hatte zur natürlichen Folge, daß polizeiliche Maßnahmen, vor allem die distriktpolizeiliche Einweisung wegen Gemeingefährlichkeit, vielfach einen breiteren Raum einnahm, als dem Rufe der Irrenfürsorge und dem Geiste der Irrenanstalten zuträglich war" (42). Nur schwer gestörte Patienten kamen also in die vollständig geschlossenen Anstalten: „Nicht geisteskranke Epileptiker und ungefährliche Idioten werden in der Regel in die Kreisirrenanstalt nicht aufgenommen" (72), und „Nervenkranke", „Neurotiker", „Psychopathen" wurden ohnehin von echten Geisteskranken" getrennt und fielen nicht unter die „geschlossene Irrenfürsorge" (51). Wer allerdings einmal als „Irrer" erkannt und meist gegen seinen Willen in der Anstalt untergebracht war, mußte mit einem jahrelangen, meist lebenslangen Aufenthalt rechnen. So beschreibt *Specht* (72) in seiner Arbeit „Über die familiale Verpflegung der Geisteskranken in Bayern" das Krankengut seiner Klinik, die, so betont er, „ausschließlich Irrenanstaltskranke beherberge":

„Von 115 Männern befanden sich 44 auf Abteilung I (Wachstation), 17 auf Abteilung II (für Halbruhige und Rekonvaleszenten); auf den übrigen Abteilungen III und IV waren zusammen 54 Kranke, der Hauptsache nach chronische Fälle ... davon 18 als gemeingefährlich von der Polizei eingewiesen, 8 weitere gleichfalls als unbedingt gefährlich zu erachten, 12 Kranke scheiden wegen ihrer absolut unsozialen Krankheitserscheinungen aus (tiefer Stupor, lärmendes Halluzinantengebaren), 4 infolge seniler Gebrechlichkeit, 2 weitere wegen schwerer Krüppelhaftigkeit, 3 standen ohnehin vor der Entlassung, bleiben 7 als Rest. Von den 99 Frauen befanden sich 43 bzw. 22 auf Abt. I und II ... von den übrigen 34 Kranken waren 3 gemeingefährlich, 21 im obigen Sinne unsozial, 4 gebrechlich – bleiben 6. So hätten wir denn aus 214 Kranken 13 für die Familienpflege übrig." *Specht* begründet dann, daß auch diese Patienten in der Anstalt verbleiben müssen.

Daß Aufnahmen meist zur Dauerunterbringung erfolgten und Entlassungen die Ausnahme waren, belegen die folgenden Zitate, die gleichzeitig den Beginn des Sinneswandels dokumentieren: „Die Verpflegung der Irrsinnigen hat sich im Laufe der letzten Jahre bedeutend geändert. Eine große Anzahl von Patienten, die für unheilbar gehalten wurden und in der Irrenanstalt bis an ihren Tod verblieben, scheinen unter günstigen Umständen nützliche und arbeitsame Glieder der Gesellschaft zu werden ... Es dürfte die Frage aufgeworfen werden, ob nicht einige Anstaltspatienten in der eigenen Wohnung weiter verpflegt werden könnten oder nach einer längeren oder kürzeren Anstaltspflege in ihre Familie zurückkehren können" (22). „Die Zahl der in Anstalten verpflegten Geisteskranken wächst in allen Kulturstaaten wesentlich rascher als die Bevölkerung ... Das liegt im wesentlichen daran, daß in stets zunehmendem Maße auch die leichteren und leichten Fälle den Anstalten zugeführt werden. Für diese leichten Fälle ist die Behandlung in einer Anstalt nicht dauernd notwendig..." (41).

Daß die jahrzehntelange geschlossene Unterbringung und die Anwendung therapeutischer Requisiten wie Bettbehandlung, Dauerbäder, Gitter, Zellen und Zwangsjacken für die Insassen nicht ohne Folgen blieb, hat *Kolb* ein halbes Jahrhundert vor *Barton* (7), *Goffmann* (31) und *Wing* (78) klar gesehen: „Je geschlossener der Betrieb, je größer die Beschränkung, desto insozialer die Kranken, desto größer die Anzahl der Anstaltsartefakte, der in der Anstalt, vielfach nicht ohne Schuld der Anstalt, verblödeten, zu Schmierern, zu Gewalttätigen depravierten Menschen" (41).
Kolbs Reformvorschläge (39, 40, 41, 42), hartnäckig immer wieder vorgebracht, zielen konsequent auf eine Öffnung und „freiheitliche Entwicklung" der Anstalten und eine „immer größere Annäherung an normale Lebensverhältnisse":

„Die Aufnahme in die Irrenanstalt muß so leicht möglich sein, wie in jedes andere Krankenhaus.
Die Irrenanstalt soll sich möglichst wenig von einem Krankenhaus unterscheiden.
Bei der Aufnahme und während des Anstaltsaufenthaltes ist dem Kranken ein möglichst vollkommener Rechtsschutz... und stets das höchste, mit seinem jeweiligen Zustande vereinbare Maß von Annäherung an normale Lebensverhältnisse zu sichern" (42).

„Normale Lebensverhältnisse" innerhalb der Anstalt sah er verwirklicht in der „agricolen Anstalt mit offenen Abteilungen und mit ausgedehnter, überwiegend landwirtschaftlicher Beschäftigung der Kranken", etwa nach dem Vorbild von Alt-Scherbitz in Sachsen (51, 62): „In Anstalten, denen offene Abteilungen und ein agricoler Betrieb fehlen, lassen sich wohl ausnahmslos Zeichen einer relativen Rückständigkeit nachweisen" (41).
Bei der Errichtung der Anstalt Kutzenberg (1905) legte er vor allem Wert auf ein großes Anstaltsgut, und nach seinem Amtsantritt in Erlangen soll er nicht nur das Zellensystem durch Schlafsäle ersetzt und die Anwendung von Zwangsjacken beendet haben (36, 74), sondern er erwarb auch ein Gut außerhalb der Stadt (Gut Eggenhof, das heute noch bewirtschaftet wird), um die landwirtschaftliche Beschäftigungstherapie einzuführen. Als Qualitätskontrolle der Anstalten forderte er jährliche Rechenschaftsberichte „über diejenigen Faktoren, welche einen Rückschluß gestatten auf die Entwicklungshöhe einer Anstalt. Ich meine den Prozentsatz der offen und geschlossen verpflegten Kranken, den Prozentsatz der Plätze in Wachabteilungen, in Bettbehandlung, in Dauerbadewannen, die Zahl der mechanischen Beschränkungen, der Isolierungen, der verabreichten Schlafmittel... Angaben über den Alkoholkonsum, über die Zahl der ständig und gar nicht beschäftigten Kranken" (41). Eine Kontrolle der „Anstaltsbetriebe" versprach er sich ferner von „Irrenschutzgerichten", die mit Psychiatern, Richtern und einer Majorität von Laien besetzt sein sollten: „Die Erleichterung der Aufnahmen ist angesichts des Mißtrauens, das leider immer noch gegen die Irrenanstalten besteht, nur dann möglich, wenn durch die Einrichtung von Schutzgerichten auch im Volksbewußtsein volle Sicherheit gegen widerrechtliche Anstaltsaufnahme und widerrechtliche Anstaltsverwahrung gegeben erscheint" (42).
Kolb trat ein für eine Begrenzung der Anstaltsgröße und eine dezentrale, gleichmäßig flächendeckende Verteilung, hielt aber zunächst am Konzept fest, Anstalten in ländlicher Abgeschiedenheit zu errichten: „Es ist sicher, daß Anstalten, die in oder unmittelbar bei größeren Städten liegen, die freien Verpflegungsformen sehr wenig, die landwirtschaftliche Beschäftigung aus Mangel an Grundbesitz oft gar nicht entwickeln können. Die Frage, wen das schwere Verschulden trifft, daß solche Anstalten... immer wieder erweitert wurden, steht hier nicht zur Diskussion... Bei Feststellung der Lage neuer

Anstalten muß eine tunlichst gleichmäßige Verteilung über Kreis und Land sowie die Nähe einer Stadt mit Mittelschule, zweckmäßig aber nicht über 10 000 bis 15 000 Einwohner, gefordert werden" (41). Erst später hat er diesen Irrtum korrigiert: „Soweit neue Anstalten gebaut werden, sollte auf günstige Lage zu der wichtigsten Stadt des Aufnahmebezirkes mehr Wert gelegt werden als auf die – durch Familienpflege und offene Fürsorge minder wichtig gewordene – ländliche Lage" (50, 51).

Um nicht nur Geisteskranke, sondern alle „geistig Abwegigen" auch stationär behandeln zu können, sprach er sich für die Errichtung von Kinderabteilungen, offenen Nervenheilstätten, Trinkerheilstätten und Altersheimen in Verbindung mit der örtlichen Heil- und Pflegeanstalt aus (42, 50, 51). Vor allem aber wollte *Kolb* den Anstalten den Charakter der „Einbahnstraße", der „Sackgasse" nehmen; er betonte immer wieder, „daß die Anstaltsbehandlung sich auf die unbedingt der geschlossenen Fürsorge bedürftigen Fälle, auf die jeweils kürzeste Dauer beschränken muß" (51): „Der Austritt ist in allen Fällen, in denen die Sicherung der Außenwelt und des Kranken sich auch durch andere Maßnahmen als durch die Anstaltsverpflegung erreichen läßt, möglichst zu erleichtern; dabei ist die Möglichkeit des raschen Zurücktrittes in die Anstalt in allen geeigneten Fällen offenzuhalten" (42). „Kranke und Angehörige suchen nur dann rechtzeitig die Anstalt, wenn sie wissen, daß man auch leicht wieder herauskommt" (49).

Familienpflege

Als *Kolb* 1911 postuliert: „Für die leichteren Fälle ist die Behandlung in einer Anstalt nicht dauernd notwendig; es genügt die Unterbringung in einer Familie unter Fortdauer einer nach Bedarf abgestuften Beaufsichtigung und Pflege, d. h. es genügt die Familienpflege" (41), konnte er sich auf ein damals bekanntes therapeutisches Konzept stützen. Als sporadische Unterbringungsform für psychisch Kranke ist die Familienpflege seit dem Mittelalter, so in Nürnberg seit 1529, belegt. In Tübingen war *Friedrich Hölderlin* von 1807 bis 1843 im sog. „Hölderlin-Turm" bei einer Tischlerfamilie untergebracht (62). Als Ursprungsort einer systematischen Familienpflege („Unterbringung Kranksinniger bei fremden Familien gegen Entgelt unter ständiger ärztlicher Betreuung" [16]) gilt dagegen die Ortschaft Gheel in Belgien.

Die in der Pfarrkirche von Gheel als Märtyrerin verehrte heilige Dymphna, nach der Legende eine irische Königstochter, die Ende des 6. Jahrhunderts vor den inzestuösen Nachstellungen ihres Vaters floh und von diesem in Gheel eingeholt und eigenhändig enthauptet wurde, war seit dem Mittelalter Ziel für Wallfahrten Geisteskranker, die während ihres Aufenthaltes in Gheel bei ortsansässigen Familien Unterkunft fanden und, wenn die erhoffte Wunderheilung nicht eintrat, in den Familien weiterverpflegt und beschäftigt wurden (62). Um 1800 waren in Gheel 600, um 1915 1900, 1945 3700 und 1970 noch 1600 psychisch Kranke untergebracht (66). Seit 1853 waren für eine ambulante Betreuung der Kranken Ärzte angestellt, 1862 war nach Plänen von *Guislain* eine kleine Zentralklinik, die „Infirmerie" mit 50, später 100 Betten als Notaufnahme und Durchgangsstation errichtet worden. *J. Coxe* berichtet über die Situation um 1860: „Die ganze Gemeinde Gheel besteht aus ungefähr 11 000 Bewohnern; am 31. 12. 1859 waren unter diesen 800 Irre verteilt . . . So sind in dem Dorf und in größeren Weilern die Ruhigeren, besser Gesitteten und die fleißigen Kranken untergebracht, während unruhige, schmutzige und widerspenstige Kranke in den entfernter liegenden Weilern und in den einzeln liegenden Hütten der Heide sich befinden" (19). Je zur Hälfte waren die Patienten bei Landbauern und Handwerkern einquartiert, und zwei Drittel waren in Landwirtschaft,

Haushalt oder Handwerksberufen beschäftigt. „Von den 800 Kranken waren 68 mehr oder weniger mechanischem Zwange unterworfen; bei 51 bestand derselbe in Fußfesseln, durch Ketten von ungefähr 1 Fuß Länge verbunden." *Coxe* schließt: „Gheel ist keine Musteranstalt; dennoch gibt uns Gheel mit all seinen Unvollkommenheiten die wichtige Lehre, daß für eine große Zahl der Irren in geeigneter Weise gesorgt werden kann, ohne daß sie dem Zwang und der Abschließung der Anstalt verfallen."
Angesichts einer Flut solcher Reiseberichte entspann sich unter den deutschen Irrenärzten um 1860 eine heftige Kontroverse über Gheel. Zwar war schon dem tonangebenden *Roller* angesichts der „verheerenden Abflußlosigkeit" (38) seiner Musteranstalt Illenau klargeworden, „daß ein großer Teil der Irren zu seiner Verwahrung keiner eigentlichen Anstalten bedarf, daß viele von ihnen mehr Freiheit vertragen können, als man gewöhnlich annimmt" (1858, zit. nach [62]); dennoch beschloß der Verein Deutscher Irrenärzte 1860 auf Antrag *Flemmings,* „daß die zur Abhülfe empfohlene Nachahmung der Irren-Colonie Gheel zurückzuweisen sei" (29, 66). *Griesingers* Vorschläge, der von Gheel begeistert war und sein psychiatrisches Versorgungskonzept neben Stadtasyl und ländlicher Kolonie auf die Familienpflege baute, wurden 1868 ebenfalls per Kampfabstimmung abgelehnt (66).
Im Gegensatz zum belgischen „Konzentrationstyp" (16) nach dem Vorbild Gheels (weitere Kolonien in Liernieux, Belgien 1884; Dun-sur-Auron, Frankreich 1893; Dicsöszentmarton, Ungarn 1905) war die Familienpflege in Schottland ab 1858 als „Dispersionstyp" organisiert. Unter der Oberaufsicht eines „Board of Lunacy", dessen Beamte etwa alle 3 Monate die Patienten besuchten, waren um 1908 2780 „pauper patients", nach einer zeitgenössischen Berechnung 15 % der „Irrsinnigen Schottlands", in Privatpflege untergebracht (37).
In Deutschland hatte sich, trotz des Festhaltens an Großasylen, seit Ende des 19. Jahrhunderts eine dritte Form der Familienpflege, der „Adnextyp" in Anlehnung an bestehende Heil- und Pflegeanstalten entwickelt. Um 1770 hatte *Engelken* Patienten seiner Privatanstalt „Rockwinkel" bei Bremen in fremden Familien untergebracht, und um 1880, 20 Jahre nach den Disputen im „Verein Deutscher Irrenärzte", führte *Ferdinand Wahrendorff* in seiner Anstalt Ilten bei Hannover Familienpflege ein (17, 57). An der Anstalt Dalldorf in Berlin-Wittenau, 1880 als erste öffentliche Irrenanstalt Berlins eröffnet, 1 Jahr später bereits überfüllt, betrieb *Sander* ab 1883 Familienpflege und erwirkte 1885 eine Vereinbarung mit der Armendirektion, daß „Geisteskranke, für die nach ihrer Entlassung aus der Irrenanstalt eine psychiatrische Aufsicht seitens der Anstalt notwendig bleibt, ungeachtet ihrer Entlassung Objekte der Irrenpflege bleiben ... und deshalb die Kosten ihrer ferneren Verpflegung und Behandlung auf den Etat der Irrenanstalt zu übernehmen sind", die dafür weiterhin den regulären Pflegesatz ersetzt bekam (62). Bis 1900 wurde in weiteren 12 Anstalten Familienpflege eingeführt (1, 15, 61), und 1911 befanden sich in Deutschland 3519 Kranke in Familienpflege, davon 3015 in Preußen (41). Zum besonderen Vorbild *Kolbs* wurde die von *Konrad Alt* seit 1896 in Sachsen von der Anstalt Uchtspringe aus aufgebaute Familienpflege in Gardelegen und Jerichow, wo zunächst im eigens für die Irrenpfleger und Anstaltsangestellten erbauten Dörfchen „Wilhelmseich", dann auch in den nächstgelegenen Ortschaften Familienpfleglinge (1906 etwa 475) untergebracht und von einer Zentrale aus ambulant betreut wurden (1).
Kolb (41) sah in der Familienpflege „das natürliche Schlußglied der fortschreitend freiheitlichen Entwicklung unserer Anstalten" und einen „therapeutischen Faktor von anerkanntem Wert". Für Rekonvaleszenten und gebesserte Kranke bilde sie den natürlichen Übergang aus der relativen Gebundenheit des Anstaltslebens in die absolute Freiheit,

gestatte ohne Gefahr für Kranke und Außenwelt die Feststellung jener leichten Grade von Defekten, die sich im wesentlichen in einer Unfähigkeit zu selbständiger Lebenshaltung dokumentiere, sei diejenige Verpflegungsform, in welcher bei vielen Kranken die geistige und körperliche Leistungsfähigkeit am besten erhalten, vielfach neu geweckt werde und habe vor allem einen überraschend günstigen Einfluß auf die sog. Unheilbaren, die unheilbar seien nur unter den für sie ungünstigen Verhältnissen der geschlossenen Anstalten. Die große Mehrzahl der *Kranken* fühle sich in der Familienpflege am wohlsten, den *Ärzten* biete sie Einblick in die Lebensverhältnisse der Bevölkerung, den *Anstalten* Schutz vor Überfüllung und Entlastung von chronischen Fällen; für die *Allgemeinheit* stelle sie die billigste Verpflegungsform dar. Kolb setzte sich mit Einwänden gegen die Familienpflege auseinander, die heute absurd anmuten: etwa, daß die Familienpflege entbehrlich sei, da der Anstaltsbetrieb ohnedies freier nicht sein könne... daß die Kranken es in der Anstalt ja viel schöner hätten... daß der Anstalt die für ihren eigenen Betrieb notwendigen Arbeitskräfte entzogen würden und sie ihre offenen Abteilungen und das freundliche Bild der agricolen Anstalt verliere, wenn sie ihre besten Kranken in Familienpflege abgeben müsse... und resümiert: „Die Familienpflege ist das beste Mittel, in einen veralteten Betrieb einen frischen Geist hineinzubringen."
Er räumt ein, daß in manchen Anstalten die Bevölkerung der Umgebung sich nicht für Familienpflege eigne, so „Großbauern mit zahlreichen Dienstboten, mittlere und selbst kleine Bauern in Gebieten mit Dienstbotennot, Industriearbeiter mit gutem Arbeitsverdienst, die Bevölkerung in der Peripherie von Großstädten, Gegenden, die als Sommerfrischen stark besucht sind, Gegenden mit sehr wohlhabender Bevölkerung, mit starkem Alkoholkonsum, mit zahlreichen Delikten gegen die Sittlichkeit und das Leben" und empfiehlt in solchen Fällen die Einrichtung der Familienpflege in geeigneter Umgebung auch in größerer Entfernung von der Anstalt von einer eigenen Zentrale aus. Kontraindikationen gegen eine Unterbringung psychisch Kranker bei einer Familie bilden für *Kolb* lediglich „Selbstmordneigung, erwiesene Gemeingefährlichkeit, starke sexuelle Neigungen, Unreinlichkeit, körperliche Krankheiten, gehäufte Anfälle, andauernde Abneigung gegen die Weiterführung der Familienpflege".
Wie die Unterbringung der Patienten bei Familien organisiert wurde, geht hervor aus *Kolbs* „Entwurf zu Bestimmungen der Anstalt Erlangen über die Familienpflege – Vereinbarungen mit der pflegenden Familie" (47):
„Unter Familienpflege... ist nur die Pflege von Anstaltsinsassen in eigens zu diesem Zwecke durch die Anstaltsdirektion gemieteten Räumen während der Zeit der objektiven Anstaltsbedürftigkeit zu verstehen, während der die Kranken unverändert im Anstaltsverbande bleiben und in den Büchern der Anstalt geführt werden.

§ 1

Die Anstaltsdirektion schließt mit Haushaltungsvorständen Verträge ab, durch die ihr jeweils 1 bis 2 Zimmer zur Unterbringung von Anstaltskranken zur Verfügung gestellt werden. Bei einer Familie werden in der Regel 2, höchstens 3 Kranke des gleichen Geschlechts gleichzeitig in Pflege gegeben...

§ 2

Die einer Familie zugewiesenen Kranken bleiben Anstaltspfleglinge und unterstehen der verantwortlichen Aufsicht des Anstaltsvorstandes und der die Familienpfleglinge regelmäßig besuchenden Beamten. Jeder Kranke kann auf Anweisung des Direktors ohne weiteres aus der Familienpflege zurückgenommen werden...

§ 3
... Bett- und Leibwäsche sowie Kleidung der Kranken sollen regelmäßig von der Anstalt gestellt werden ...

§ 5
Die Familie ist verpflichtet, die zugeteilten Kranken wie Familienmitglieder, im übrigen nach den vom Anstaltspersonal gegebenen Anweisungen zu behandeln, zu verköstigen, zu beaufsichtigen ...

§ 6
Der pflegenden Familie wird ein gütiges und gerechtes Verhalten gegenüber den Kranken zur Pflicht gemacht ... jeder Zwang ist verboten ...

§ 7
Die Familie soll die zugewiesenen Kranken beschäftigen ...

§ 14
Jeder sich beschäftigende Kranke erhält ein monatlich vom Arzt – im wesentlichen nach den Arbeitsleistungen zugunsten der Familie – abgestuft festzusetzendes Taschengeld von mindestens 10, höchstens 50 Pfennig für jeden Tag.

§ 15
Für die Überlasssung des Zimmers und als Vergütung für ihre übrigen Leistungen erhält die Familie auf jeden Kranken ein je nach Zustand und Anforderungen abgestuftes Verpflegsgeld, das zwischen einem Viertel und drei Viertel des in der Anstalt je Kopf und Tag erwachsenden Aufwandes beträgt."

Von der Anstalt aus wurden die Patienten regelmäßig gewogen und gebadet und von Pflegepersonal und Ärzten besucht. Die Anstalt erhielt für die Betreuung des Patienten vom jeweiligen Kostenträger den vollen Pflegesatz und gab davon im Mittel 40 % als Pflegegeld an die Pflegefamilie weiter (17), die außerdem von der Arbeitskraft des Patienten profitierte.
Obwohl *Kolb* 1911 energisch für die Einführung dieses Unterbringungskonzepts an den bayerischen Anstalten eingetreten ist – ausgerechnet von Erlangens Ordinarius für Psychiatrie *Gustav Specht* wurde ihm damals wiedersprochen –, ist es ihm auch im eigenen Tätigkeitsbereich erst spät gelungen, eine quantitativ bedeutende Familienpflege aufzubauen: In ganz Bayern waren 1911 7 Patienten, 1927 11 Patienten, 1931 130 Patienten, alle aus der Heil- und Pflegeanstalt Erlangen, bei fremden Familien untergebracht (15, 16, 41). Er selbst hat schon 1911 klar gesehen, daß „der Pflege bei fremden Familien in Bayern äußere Schwierigkeiten in ungewöhnlich hohem Maß entgegenstehen": Gerade geeignete Patienten seien häufig in Pflegeanstalten ohne spezialärztliche Kontrolle untergebracht; die bayerischen Anstalten seien rückständig in der Entwicklung offener Verpflegungsformen und des agricolen Betriebes; die Bevölkerung sei für die Familienpflege wenig geeignet, da die Bauern nur arbeitende Kranke aufnehmen und diese angesichts der Dienstbotennot und des Fehlens landwirtschaftlicher Maschinen manchmal rücksichtslos überanstrengen und ausnutzen; in Gebieten mit Fremdenverkehr sei mit Aufnahme Fremder leichter Geld zu verdienen als mit Pflege Geisteskranker; der konservative Sinn der Schwaben und Franken, der lebens- und genußfrohe Sinn der Altbayern, der durch-

schnittlich hohe Alkoholkonsum und die Häufung von Straftaten erschwere die Einführung der Familienpflege. Entscheidend sei aber „der Umstand, daß in Bayern die Lasten für die Anstaltsverpflegung Geisteskranker auf recht schmalen Schultern liegen": „Kurz gesagt liegen die Verhältnisse so, daß in Preußen Angehörige und Heimatgemeinde ein direktes finanzielles Interesse daran haben, daß der Kranke in der Anstalt bleibt, in Bayern ein wahrhaft vitales Interesse daran, daß er möglichst rasch wieder herauskommt" (41). Im Gegensatz zu Preußen, wo die Kosten der Anstaltsbehandlung überwiegend von den Kreisen getragen wurden, waren in Bayern mehr als ein Drittel aller Patienten auf eigene Kosten untergebracht; für die übrigen Patienten mußten die Armenkassen der jeweiligen – meist sehr kleinen – Heimatgemeinden aufkommen. „Daß ein Bauer, der den Ruin seiner Familie, den Verlust seines Anwesens vor Augen sieht, seinen geisteskranken Sohn, welcher bei einem fremden Bauern in Familienpflege arbeitet, zurückverlangt, weil die 400 Mark Verpflegungsgeld, welche er jährlich durch die Zurückgabe seines Sohnes spart, ihn und seine Familie vor dem Ruin retten, daß die kleine Heimatgemeinde, für welche ein anstaltsverpflegter Ortsarmer 200 bis 300 % Gemeindeumlagen mehr bedeutet, sich ihren Kranken alsbald aus der Familienpflege zurückfordert, das ist mehr als begreiflich ... Der Psychiater, der in einem solchen Falle, soweit nicht eine strikte Kontraindikation gegen die Rückkehr in die eigene Familie vorläge, dem Vater die Rückgabe des Sohnes verweigern würde, würde wenig weitsichtig handeln ... Keine Beredsamkeit wird unsere Bauern zu überzeugen vermögen, daß der Kranke nicht ebensogut zu Hause leben könne" (41). Von ähnlichen Erfahrungen berichtet *Specht:* „Die Eröffnung, daß der Kranke für Familienpflege reif sei, wurde freudigst begrüßt, und man traf sofort die Anstalten zur Zurücknahme des Kranken, indem man mich, wenn ich nun bremste, auf mein eigenes Gutachten festnagelte. Man konnte die Zumutung schlechterdings nicht verstehen, daß die Gemeinde voll weiterbezahlen solle für einen Kranken, der anderswo draußen als Arbeitshilfe und gegen Verpflegsgeld ein Unterkommen zu finden bestimmt sei" und „ein stark ausgeprägtes Gefühl der familialen Zusammengehörigkeit ... lehnt sich dagegen auf, die Angehörigen bei fremden Leuten untergebracht zu wissen" (72).
Während allerdings *Specht* Familienpflege in Bayern für undurchführbar hält, zieht *Kolb* aus diesen Überlegungen den entscheidenden Schluß: „Das, was für die Entwicklung der Pflege bei fremden Familien eminent ungünstig ist: das Bestreben der Versorger, die Kranken nach eingetretener Besserung sofort wieder aus der Anstalt zu nehmen, das ist eminent günstig für die Entwicklung der Pflege in der eigenen Familie" (72). So plausibel dieser Schluß heute klingt und so wenig uns verständlich ist, warum man „der Familie die Rückgabe des Kranken verweigern sollte", so sehr setzte sich *Kolb* in Widerspruch zur damals gängigen Praxis: „Auf Grund der erworbenen Erfahrungen zieht bei weitem die Mehrzahl der Psychiater der homofamilialen Verpflegung, und zwar im besonderen der Pflege in der eigenen Wohnung, die heterofamiliale vor" (22). Zahlreiche Vorbehalte und Einwände belegen ein tiefes Mißtrauen der damaligen Psychiater den Familien der Patienten gegenüber, denen sie einen angemessenen Umgang mit psychisch Kranken nicht zutrauten.
Kolb schildert dagegen die seit 1908 in Kutzenberg gesammelten Erfahrungen bei mehreren hundert Patienten: „Wir lehnen Entlassungsgesuche fast nie ab; die Fälle, in denen eine wirkliche Gefahr für den Kranken oder für die Außenwelt besteht, sind nicht häufig. Bei allen Kranken, welche sich längere Zeit in der Anstalt befinden und durch Anstaltsbehandlung nicht weiter gefördert werden können, ... begünstigen wir Entlassungsgesuche der Angehörigen ganz besonders. Als Kontraindikation betrachten wir ungünstige Familienverhältnisse, insbesondere degenerative Züge bei Familienangehörigen ... Stets

stellen wir eine Reihe von Bedingungen, die je nach Art des Falles verschieden sind; stets wird Kontrolle durch die Anstalt und Zurückgabe des Kranken auf Wunsch des Arztes gefordert. Kostgeld wird nur ausnahmsweise und nur vorübergehend bei besonderen Gründen gewährt, übrigens auch selten verlangt. Durch die Besuche stehen wir mit fast allen aus unserer Anstalt entlassenen Kranken dauernd in Fühlung ... Die Angehörigen unterwerfen sich nach unseren Erfahrungen willig den von der Anstalt vorgeschriebenen Vorsichtsmaßregeln und, was mehr heißen will, kommen denselben relativ gut nach. Günstig ist ferner, daß in Bayern die Anstalten relativ klein, ziemlich gleichmäßig über das Land verteilt und meist annähernd zentral in dem Aufnahmebezirk gelegen sind, so daß mit Hilfe der modernen Verkehrsmittel die Kontrolle der auswärtigen Kranken leicht möglich ist ... Ob man das, was ich in Kutzenberg durchzuführen versuche, Familienpflege nennen will, darauf lege ich wenig Gewicht ..." (41).
Die Voraussetzungen für eine Entlassung aus der geschlossenen Fürsorge sind damit genannt: die Möglichkeit, die Entlassung an die Einhaltung gewisser Bedingungen zu knüpfen (Beurlaubung, probeweise Entlassung gegen Revers) und die Möglichkeit einer Kontrolle des entlassenen Patienten durch die Anstalt. Was *Kolb* hier allerdings noch unter dem Begriff der „Pflege in der eigenen Familie" subsumiert, die ambulante Betreuung entlassener Patienten von der Anstalt aus, kennzeichnet in Wirklichkeit den Beginn der „offenen Fürsorge". Bereits wenige Jahre später, 1919, hat *Kolb* diese Konsequenz selbst gezogen: „Die Erleichterung der Entlassung ist nur dann möglich, wenn durch eine organisierte Fürsorge außerhalb der Anstalt ein sicherer Schutz der entlassenen Kranken und der Allgemeinheit gewährleistet ist ... Für die Entlassenen, überhaupt für alle nicht in der Anstalt verpflegten Kranken, ist öffentliche Fürsorge, Beratung, Förderung und Unterstützung einzurichten" (42).

Offene Fürsorge

„Die wichtigste organisatorische Maßnahme zur Verhütung einer zu starken Zunahme der Zahl der anstaltsverpflegten Kranken ist die Organisation der Fürsorge für die geistig anomalen Personen außerhalb der Anstalten" (43). Seine Vorstellungen zu einem solchen Betreuungskonzept hat *Kolb* bereits 1913 in den „Allgemeinen Gesichtspunkten für die Errichtung einer Fürsorgestelle" (42) niedergelegt:

§ 1
Die Fürsorgestelle ist eine freiwillige Einrichtung der Kreisgemeinde ..., ist der Heil- und Pflegeanstalt angegliedert und wird von der Direktion der Anstalt unter Aufsicht der Regierung geleitet ...

§ 2
Aufgabe der Fürsorgestelle ist die Förderung, und zwar besonders die Beratung, Unterstützung, Beaufsichtigung, innerhalb gewisser Grenzen auch die Behandlung der nicht in Anstalten untergebrachten geistig anomalen Personen des Aufnahmebezirkes der Anstalt unter besonderer Berücksichtigung der unbemittelten Kranken.

§ 3
Die Fürsorgetätigkeit umfaßt im Prinzip nur die Erledigung der im Interesse der geistig abnormen Personen gelegenen Aufgaben. Die im Interesse des Schutzes der Außenwelt gelegenen Aufgaben fallen im Prinzip auch in Zukunft den Amtsärzten zu.

§ 4

Die Tätigkeit der Fürsorgestelle darf sich nur auf diejenigen geistig anomalen Personen erstrecken:
a) welche sich noch im Anstaltsverbande befinden (Beurlaubte, probeweise Entlassene) oder
b) für welche sonst ein gesetzliches der Fürsorgestelle übertragenes Recht zur Beaufsichtigung besteht (z. B. Gemeingefährliche, unter Aufrechterhaltung des Einweisungsbeschlusses ... entlassene Anstaltsinsassen, Entmündigte, unter Polizeiaufsicht stehende) oder
c) welche sich freiwillig der Beaufsichtigung unterwerfen oder freiwillig die Beratung und Fürsorge aufsuchen..."

Die Aufgaben der offenen Fürsorge hat er später präzisiert (52):

„1. Die *Wiedereingliederung* der aus den Anstalten entlassenen Menschen in das Leben, in die Familie und tunlichst in die Erwerbstätigkeit...
2. Die wissenschaftliche, statistische ... und sozialmedizinische *Erfassung* der außerhalb der Anstalt lebenden geisteskranken und geistig abwegigen Menschen...
3. Die tunlichste *Zusammenfassung* der örtlichen, in der Irrenfürsorge tätigen Anstalten und Kräfte öffentlicher, karitativer und privater Art..."

Kolb hat das „Erlanger System" als Außenfürsorge von der Anstalt aus angelegt und immer wieder betont, daß die Heil- und Pflegeanstalt im Mittelpunkt des Fürsorgenetzes stehen müsse: „Ohne nennenswerten Aufwand und ohne erhebliche organisatorische Änderungen läßt sich eine vollkommen effektive Fürsorge schaffen, wenn wir sie im Anschluß an die öffentlichen Irrenanstalten organisieren und diese so zu natürlichen Mittelpunkten für die Irrenfürsorge des ganzen Aufnahmebezirkes machen, aus dem geistig abnorme Personen nach Bedarf in die Anstalt eintreten und aus ihr wieder in die Fürsorge übertreten, ohne daß damit ein Übergang zu verschiedenen Behörden, ein Wechsel zwischen verschiedenen Ärzten verbunden wäre" (42). „Außer den Aufgaben der Heilung und Pflege der Kranken erhält die Anstalt die wichtige Aufgabe, die geisteskranken und geistig abwegigen Menschen des ganzen Aufnahmegebietes zu ‚sortieren', d. h. auf Anstalt, Pflegeanstalt, Familienpflege, offene Fürsorge zu verteilen" (47). „Die Beteiligung der Anstalt an der offenen Fürsorge verhütet die sonst unvermeidbare Entwicklung einer höchst nachteiligen Rückständigkeit der Irrenanstalten" (52).
Kolbs Enthusiasmus blieb nicht unwidersprochen; so schreibt ein Kritiker 1935: „Die Zahl der Entlassungen ... ist in erster Linie abhängig von der intensiven, aktiv-erzieherischen Behandlung in der Anstalt selbst. Neben der aktiv-erzieherischen Behandlung spielt die außenfürsorgerische Betreuung (Außenfürsorge) nur eine untergeordnete Rolle ... Eine räumlich weitergehende Betreuung kann von der Anstalt aus erfolgversprechend im Rahmen ihrer eigentlichen Aufgaben nicht mehr ausgeübt werden. Die Kleinarbeit einer solchen nachgehenden Fürsorge muß von den örtlichen Fürsorgestellen übernommen und durchgeführt werden" (73). Damit wird auf ein anderes Fürsorgekonzept verwiesen, das von *Wendenburg* seit 1920 entwickelte „Gelsenkirchener System" einer Geisteskrankenbetreuung vom kommunalen Fürsorgeamt aus (75, 76, 77), nach dem unter der Federführung der 1920 gegründeten „Kommunalen Vereinigung für Gesundheitsfürsorge", deren Geschäftsführer *Wendenburg* war, im rheinisch-westfälischen Industriegebiet etwa 40 kommunale Fürsorgestellen für Geisteskranke errichtet wurden.

Dazu *Kolb:* „Das Erlanger System beruht auf der Überzeugung, daß geschlossene und offene psychiatrische Fürsorge untrennbar ... Teile der Irrenfürsorge sind ... Das Gelsenkirchener System geht davon aus, daß die offene Heimfürsorge aller Wohlfahrtspfleglinge ein in sich geschlossenes Ganzes ist, aus dem einzelne Teile, hier die offene psychiatrische Fürsorge, nicht abgelöst werden können" (52). *Kolb* befürchtete vor allem, daß Irrenanstalt und Fürsorgestelle sich gegenseitig die Verantwortung für die Patienten zuschieben, solange die Leitung nicht in einer Hand liege (44); außerdem hoffte er, durch „Öffentlichkeitsarbeit" im Rahmen der Außenfürsorge der Anstalt das „Odium" des Tollhauses nehmen zu können.

Kolb hatte immer eine Fürsorge für alle „geistig Abnormen" vorgeschwebt, so fordert er 1919 „die Ausdehnung der Fürsorge auch auf Schwachbegabte, Schwachsinnige, Psychopathen, Epileptiker und andere Neuropsychosen, Nervensieche, Alkoholisten; fachärztliche Beaufsichtigung und Beratung aller öffentlichen und privaten Anstalten und Einrichtungen für Geisteskranke und geistig nicht normale Personen ... fachärztliche Beaufsichtigung der geistig Anomalen außerhalb der Anstalten, fachärztliche Beratung der Schulen, der Zwangserziehung, der Untersuchungsgefängnisse und Strafvollzugsanstalten ..." (42). Diese Aufgaben sollte nach seiner Vorstellung der Direktor der örtlichen Heil- und Pflegeanstalt als „Kreisirrenarzt" übernehmen. Von einer solchen frühzeitigen und vollständigen zentralen Erfassung aller psychisch Auffälligen versprach er sich vor allem Möglichkeiten der Früherkennung und Prophylaxe, aber auch eine Vereinfachung der täglichen Arbeit: „Die vorgeschlagene Organisation der Fürsorge ... wird dem Kreisirrenarzt einen Überblick über alle geistig abnormen Personen seines Bezirkes verschaffen; sie gestattet in allen Fällen strafbarer Handlungen sofort die Feststellung, ob Verdacht auf geistige Anomalität besteht und eine fachmännische Begutachtung angezeigt ist" (42). Tatsächlich dürfte die Zentralkartei der Erlanger Außenfürsorge, in der „alle diejenigen geistig Abnormen des Fürsorgegebietes eingetragen werden, welche der Fürsorge auf irgendeinem Wege (durch Ärzte, Krankenhäuser, Behörden, namentlich Amtsärzte, Fürsorgeorganisationen, Private usw.) bekannt werden" (26), eines der ersten psychiatrischen Fallregister darstellen.

Im Gegensatz zu *Roller,* der schon 1874 einen Ausbau der „Lokalversorgung" gefordert hatte, hat *Kolb* seine Vorstellungen nicht nur immer wieder veröffentlicht (39–53), sondern beharrlich in die Praxis umgesetzt und damit als erster „organisierte, systematische psychiatrische Gesundheitsfürsorge" betrieben (55). In Kutzenberg hatten er und seine Mitarbeiter – noch unter der Flagge der Familienpflege – bei über 300 Patienten etwa 600 Besuche abgestattet. 1911 übernahm *Kolb* die Leitung der Heil- und Pflegeanstalt Erlangen, in deren Einzugsgebiet – nördliches Mittelfranken – vor allem die Städte Erlangen, Nürnberg und Fürth fallen. Besuche von der Anstalt aus ließen sich allenfalls bei Patienten aus Erlangen und der unmittelbaren Umgebung realisieren. Deshalb richtete *Kolb* bereits 1914 eine Fürsorgestelle in Nürnberg ein, die mit einer von Kutzenberg her mit der Nachbetreuung entlassener Patienten vertrauten Fürsorgerin besetzt wurde. Im Frühjahr 1919 wurde die Fürsorgestelle erneut eröffnet und im Herbst 1919 eine 2. Stelle in Fürth errichtet, so daß in allen 3 Städten des Aufnahmegebietes nachgehende Fürsorge möglich wurde. Seit 1920 wurde ein Anstaltsarzt nebenamtlich, seit 1922 hauptamtlich als Fürsorgearzt eingesetzt. Zusätzlich zur „nachgehenden" Fürsorge – Aufsuchen der Patienten in ihrer gewohnten Umgebung – wurden seit 1921 regelmäßige Beratungsstunden angeboten. Seit 1923 wurden Psychopathen und Trinker der Erlanger Außenfürsorge – seitdem „Fürsorge für Nerven- und Gemütskranke" – zur Schutzaufsicht unterstellt. In einem Einzugsgebiet von 500 000 Einwohnern wurden 1925 von 2 Ärzten und 5

Fürsorgepflegerinnen/pflegern 1879 Patienten betreut, davon 1115 aus der Anstalt entlassen, 509 unter Schutzaufsicht und 255 freiwillig der Fürsorge unterstellt. 1926 wurde das Einzugsgebiet auf 700 000 Einwohner erweitert, 2517 Patienten betreut und dabei 21 298 Besuche gemacht (25). Für 1930 berichtet *Faltlhauser* von 4208 „geistig Abnormen", die von 2 haupt- und 1 nebenamtlichen Fürsorgearzt und 7 Fürsorgerinnen betreut wurden (27). Bis 1930 wurde *Kolbs* „Erlanger System" von 80 der 111 öffentlichen deutschen Heil- und Pflegeanstalten übernommen, wie *Faltlhauser* nach einer zum 60. Geburtstag *Kolbs* durchgeführten Umfrage stolz feststellen konnte (27).
Damit war innerhalb von 10 Jahren im Deutschen Reich ein nahezu flächendeckendes Netz anstaltsgebundener (n = 80) und kommunaler (n = 40) Fürsorgestellen für psychisch Kranke geschaffen, nachdem *Kolb* zunächst fast 2 Jahrzehnte lang vergeblich ein solches System gefordert hatte. Diese schnelle Entwicklung überrascht in einer Zeit, die geprägt war von ständigen politischen Umwälzungen im Anschluß an den verlorenen Krieg – von Räterepublik, Reichstagswahl und *Kapp*-Putsch bis hin zur Machtergreifung der Nationalsozialisten – und die gezeichnet war von tiefgreifender wirtschaftlicher Not, Arbeitslosigkeit, Lebensmittelbewirtschaftung, Notverordnungen und extremer Verschuldung der öffentlichen Kassen bei Reparationsforderungen der Siegermächte in Milliarden Goldmark. Nicht ein neuerwachtes humanitäres Engagement für psychisch Kranke in der jungen Weimarer Republik, sondern handfeste wirtschaftliche Notwendigkeiten angesichts der öffentlichen Finanznot waren wohl die wesentlichen Motive für die Umstrukturierung zur billigeren offenen Fürsorge. *Kolb* und *Wendenburg* haben nie versäumt, auf den ökonomischen Nutzen ihrer Konzepte aufmerksam zu machen; indem sie – Not macht erfinderisch – halfen, Sozialausgaben einzusparen, handelten sie vor allem als Staatsdiener im Interesse der Ordnungsbehörden.

Gustav Kolbs Versorgungskonzept heute

Kolb gilt wohl zu Recht als Begründer der psychiatrischen Außenfürsorge (55). Läßt man es dabei bewenden, ist seine Bedeutung für die Sozialpsychiatrie allerdings nur ungenügend umrissen. Die folgenden Überlegungen sollen an den aktuellen Diskussionsstand anknüpfen und dabei 3 Bereiche kritisch beleuchten: den Aspekt der *Gemeindenähe*, die Bedeutung der *Familie* und die Dualität von Vertrauen und *Kontrolle* in *Kolbs* Versorgungskonzept.

Gemeindenähe

Die Großasyle des 19. Jahrhunderts waren nicht „gemeindenah", sie dienten im Gegenteil der „Ausgrenzung" psychisch Kranker, dem Schutz der Öffentlichkeit vor „abweichendem Verhalten" (23). *Kolb* hielt fest am Konzept der Errichtung psychiatrischer Kliniken in ländlicher Abgeschiedenheit, als beschauliche „agricole Kolonie" und blieb damit romantisch-idealistischen Vorstellungen des 19. Jahrhunderts verhaftet, die sich angesichts von Industrialisierung und Urbanisierung seit 1900 als überholt erwiesen. Er fühlte sich durch die Lage der Heil- und Pflegeanstalt Erlangen inmitten der Stadt erheblich behindert, hielt die Anstalt für ungeeignet, die freien Verpflegungsformen einzuführen und betrachtete die seit der Anstaltseröffnung ständig erfolgte Erweiterung als schweren Fehler. Daß er Patienten aus der Stadt zur Familienpflege in den umliegenden Dörfern

unterbrachte und die landwirtschaftliche Beschäftigungstherapie außerhalb der Stadt auf einem eigenen Gut einführte, nahm zumindest Rücksicht auf das Ausgrenzungsbedürfnis der Stadt: „Städtische Behörden scheuen Störungen durch unvollkommen wiederhergestellte Kranke mit Recht mehr als kleine Landgemeinden" (41).
Mit seinen Vorstellungen zur Familienpflege und offenen Fürsorge war *Kolb* andererseits auf eine ortsnahe Lage der Anstalt angewiesen. Als Mittelpunkt des Versorgungsnetzes mußte sie für die Betroffenen leicht erreichbar sein. Auch mußte man letztere selbst leicht erreichen können. *Kolb* hat diesen Widerspruch wohl erkannt und seinen Irrtum später korrigiert. Die von ihm begonnene Dezentralisierung wenigstens der ambulanten Betreuung – Errichtung von Fürsorgestellen in Nürnberg und Fürth –, die Zusammenarbeit mit kommunalen und karitativen Diensten und schließlich die angestrebte Integration aller Einrichtungen zur ambulanten oder stationären Behandlung psychisch Kranker innerhalb des „Sektors", des Einzugsgebietes der Anstalt, zu einem therapeutischen Verbundsystem (50), waren Schritte zur „gemeindenahen" Psychiatrie (8, 9, 28).
„Durch den Ausbau ambulanter Dienste lassen sich Hospitalisierungen vermeiden", formuliert *Bauer* als ein Ergebnis seiner Untersuchung zur Sektorisierung der Psychiatrie in Hannover (8). *Kolb* ist beim Aufbau der offenen Fürsorge von der gleichen Voraussetzung ausgegangen, wie wir gezeigt haben. Er hat aber niemals den Versuch unternommen, die Effizienz seines Konzepts systematisch zu überprüfen und die Richtigkeit seiner Annahmen empirisch zu belegen. Obwohl die „Irrenstatistik" sein Steckenpferd war (52, 74), begnügen sich *Kolb* und seine Schüler mit der Beschreibung ihres Vorgehens und Hinweisen auf die – ständig wachsende – Zahl der betreuten Patienten. Auch unter dem Eindruck einschneidender Sparmaßnahmen wird lediglich an Einzelfallbeispielen versucht, die Wirksamkeit der offenen Fürsorge zu belegen (67).
Der Theorienstreit um anstaltsgebundene oder kommunale Fürsorge, um Erlanger oder Gelsenkirchener System, der um 1930 die Diskussion beherrschte, ist heute durch eine weitgehende Integration beider Konzepte, aber auch durch Einführung neuer Betreuungsformen überholt. Klassische Außenfürsorge von der Anstalt aus und nachgehende Fürsorge durch den Sozialdienst der Gesundheitsämter ergänzen oder ersetzen sich je nach regionaler Entwicklung und arbeiten meist zusammen, etwa wenn „nervenärztliche Sprechtage" am Gesundheitsamt von Ärzten des zuständigen psychiatrischen Krankenhauses abgehalten werden. In Hannover sind „sozialpsychiatrische Dienste" dem Gesundheitsamt angegliedert, arbeiten aber als „Nachsorgeambulanzen" der dem Sektor zugehörigen Klinik (9); in Bayern schließlich wird mit der flächendeckenden Errichtung von „psychosozialen Beratungsstellen" durch frei gemeinnützige Träger eine ganz neue Organisationsform verwirklicht.

Familie

Die Annahme *Kolbs,* daß Familienpflege der Anstaltsverwahrung psychisch Kranker überlegen und im Vergleich zur Heimunterbringung effektiver sei, konnte in unserer Zeit in den USA belegt werden, wo in den letzten 25 Jahren durch die Veterans Administration 60 000 Patienten in „Foster Home Care" vermittelt wurden und derzeit 11 000 Patienten in Familien verpflegt werden (59). Im Rahmen einer kontrollierten Studie mit 572 männlichen Anstaltspatienten wurde innerhalb von 4 Monaten eine hochsignifikante Besserung im Sozialverhalten solcher Patienten beobachtet, die nach einer Zufallsauswahl in Familien vermittelt wurden, gegenüber solchen, die hospitalisiert blieben. Die

Wiedereinweisungsrate der Familienpfleglinge innerhalb eines Jahres lag mit 38 % deutlich unter einem nationalen Durchschnitt von fast 50 % (58).
Auch in einigen europäischen Ländern hat Familienpflege als therapeutisches Prinzip eine gewisse Bedeutung behalten: So wurden in Gheel 1970 etwa 1600 Patienten, in Liernieux 1972 über 200 Patienten betreut. In der Schweiz (Zürich hat seit 1909 ein eigenes kantonales Inspektorat für Familienpflege [10]) befanden sich 1976 über 700 Patienten in Familienpflege (57, 66), und *Held* berichtet 1976 von Versuchen, Familienpflege in Paris neu einzuführen (34).
In Deutschland dagegen hat dieses ursprünglich vorwiegend an dörflich-bäuerlichen Strukturen orientierte „extramurale psychiatrische Versorgungssystem" (20) nach dem Zweiten Weltkrieg kein Comeback geschafft, wohl als Folge eines längst begonnenen Wandels der Gesellschaftsstruktur (Landflucht, Industrialisierung) und eines Strukturwandels der Familie von der Mehrgenerationen- zur auf Eltern und Kinder reduzierten Kernfamilie. Psychisch Kranke in der eigenen Wohnung aufzunehmen, verlor bei wachsendem Wohlstand seine finanzielle Attraktivität; um so stärker mußte andererseits das Zusammenleben mit einem „Fremden" und die Kontrolle durch die Anstalt als Belastung des „Privatlebens" empfunden werden, wie schon *Specht* sich nicht entschließen konnte, „seine Kinder von Imbezillen und Hebephrenen pflegen zu lassen" (72). Andere Betreuungsformen – wie Tagesklinik und Übergangswohnheim – wurden entwickelt, mehr Wert auf berufliche Rehabilitation gelegt, und die Ansprüche an Pflegefamilien und deren Motive sind erheblich gewachsen: So berichten *Lehrmann* und *Nußbaum* 1983 (57) vom Versuch, einzelne ausgewählte Patienten in „Gastfamilien" unterzubringen: Nur eine von 12 Familien, die sich auf einen Zeitungsartikel hin gemeldet hatten, kam nach Ansicht der Autoren für ihren Patienten in Frage.
An der Familienpflege ist aber auch das gespannte Verhältnis der Psychiatrie zu den Familien psychisch Kranker ablesbar, wie es heute noch den Umgang vieler Psychiater mit den Angehörigen der Patienten prägt. *Moeli* empfiehlt 1901 als neuen therapeutischen Faktor „die systematische Verwendung der früheren Lebensbeziehungen des Kranken; sie kann, wenngleich nicht allzu häufig, auch die Hilfe der eigenen Familie benutzen" (61). *Van Deventer* referiert 1909 zahlreiche Einwände gegen die Familien von Anstaltsinsassen (22), und bei *Kolb* hatten wir von der merkwürdigen Tendenz gehört, „der Familie die Rückgabe des Kranken zu verweigern" (41).
Hier spiegelt sich das gleiche tiefe Mißtrauen gegenüber der Herkunftsfamilie des Patienten, wie es *Buddeberg* als „Die Angst des Psychiaters vor der Familie seines Patienten" (14) schildert: „Sofern der familiären Umwelt des Patienten eine Bedeutung beigemessen wird, dann überwiegend im Sinne einer pathogenen Einwirkung auf den Patienten." Ohne solch grundsätzlichen Vorbehalt, ohne solch tiefverwurzelte Skepsis erscheint letztlich die gesamte psychiatrische Familienforschung, soweit sie auf die Ätiologie psychischer Erkrankungen zielt, nicht denkbar (13). Eine durch die Erwartung „krankmachender" Familienstrukturen verzerrte Wahrnehmung der Psychiater konnte *Angermeyer* (2) belegen, der in 171 Krankengeschichten junger Schizophrener negative und positive Statements über die Eltern der Patienten im Verhältnis 10 zu 1 fand.
Wie zur Zeit *Kolbs* der Unterbringung in fremden Familien der Vorzug gegeben wurde, besteht heute eine Neigung, dem Patienten eine „Ersatzfamilie" im Übergangswohnheim oder der Wohngemeinschaft zu schaffen und den Kontakt zur Herkunftsfamilie zu unterbinden: „Ein gewisser denunziatorischer Ton bei der Beschreibung der Familienbeziehungen Schizophrener scheint auf der geheimen Überzeugung der Therapeuten zu beruhen, sie hätten den Schizophrenen Besseres zu bieten" (35). Der eigenen Familie, der

man die Fähigkeit zum angemessenen Umgang mit dem Patienten abspricht, wird dieser nur widerwillig anvertraut; hier vorhandene Ressourcen werden gar nicht wahrgenommen (3, 4).

Daß eine abqualifizierende Einschätzung eines Familienmilieus als pathogen häufig einseitig und willkürlich ist, konnte *Angermeyer* daran zeigen, daß negative Äußerungen über Eltern von Patienten nicht mit Merkmalen der Patienten, wohl aber signifikant mit Merkmalen der untersuchenden Psychiater korrelierten: So beschrieben junge und ledige Klinikärzte die Patientenmütter besonders häufig als dominant und überprotektiv. Dagegen waren in einer Verlaufsstudie von *Linn* et al. (59) erfahrene Sozialarbeiter, die bei Pflegefamilien regelmäßige Hausbesuche machten, nicht in der Lage, die „Qualität" der Pflegefamilien (n = 210), wie sie durch den „Outcome" der Patienten objektiviert wurde, zutreffend einzuschätzen und danach die Prognose korrekt vorherzusagen. Verlaufsuntersuchungen bei Schizophrenien (Übersicht vgl. 12) belegen durchweg einen günstigeren Verlauf bei sozial und familiär integrierten Patienten. In einer eigenen Untersuchung konnten wir zeigen, daß ein grundsätzliches Mißtrauen gegenüber den Angehörigen psychisch Kranker nicht berechtigt ist: Erstmals stationär behandelte Patienten mit endogenen Psychosen (n = 50), die in der Klinik häufig Besuch ihrer Angehörigen erhielten, hatten eine signifikant bessere Prognose innerhalb eines Jahres nach Klinikentlassung, gemessen an Wiedereinweisung, Dauerunterbringung und Suizid, als Patienten ohne Kontakt zur Familie (13).

Kolb hat die „eigene Familie" für die Wiedereingliederung seiner Patienten systematisch genutzt und ihr durch seine offene Fürsorge gleichzeitig die Unterstützung der Anstalt zur Verfügung gestellt. Neuerdings schlägt sich die Erkenntnis, „daß die Primärgruppenmitglieder der Unterstützung und Entlastung bedürfen, wenn sie ihren Aufgaben als Schlüsselpersonen zur Verbesserung der Prognose des psychisch kranken Freundes oder Angehörigen gerecht werden sollen" (28) in der Gründung von „Angehörigengruppen" (4) nieder; es ist erfreulich, wenn sich hier Möglichkeiten anbahnen, gezielt auf die Belastung der Familien psychisch Kranker einzugehen.

Vertrauen – Kontrolle

Während psychiatrische Großasyle der „Beaufsichtigung und Kontrolle der Kranken" dienten, galten Irrenkolonien wie Gheel als Muster wahrhaft freiheitlicher Patientenversorgung. Abgesehen davon, daß auch eine Unterbringung in Gheel „Ausgrenzung" bedeutet haben muß, war ein solches Maß an Freiheit wohl nur zu verwirklichen, weil die Bewohner den Umgang mit psychisch Kranken seit Jahrhunderten gewohnt, darin erfahren und damit vertraut waren. Sie konnten ihren Patienten ohne Angst, vorurteilsfrei begegnen, während sonst „fremdartiges", „unberechenbares", „abweichendes" Verhalten psychisch Kranker Angst auslöst, Vertrauen in Mißtrauen ummünzt und den „Ruf nach Kontrolle" und damit nach Ausgrenzung nach sich zieht (69). *Held* fragt provozierend: „Ambulante Dienste, Hilfe oder Kontrolle?" und begründet, „daß ambulante Dienste in der Psychiatrie immer beides sind, Hilfe und Kontrolle" (35). *Simon* sieht das „Dilemma des Sozialpsychiaters" darin, „Ausgrenzung nur dort verhindern zu können, wo er bereit und fähig ist, Kontrolle auszuüben" (69).

Kolbs Anliegen war ein „freiheitlicher Ausbau des Irrenwesens"; Öffnung der Anstalten, freie Verpflegungsformen und offene Fürsorge waren Schritte zur „Befreiung" von psychisch Kranken, wenn auch nicht so spektakulär wie die „Geste du Pinel". Er konnte allerdings weder Vertrautheit im Umgang mit den Patienten noch Vertrauen in deren

Ungefährlichkeit voraussetzen; auch die offene Fürsorge konnte auf Elemente der Kontrolle nicht verzichten. Die Freiheit der Patienten wurde beschränkt, wo *Kolb* sich die „jederzeitige Rückholmöglichkeit in die Anstalt" vorbehielt; *Kolbs* Offenheit den Patienten gegenüber stieß an Grenzen, wenn er etwa dem von den Angehörigen unterschriebenen Revers den Vermerk anfügte: „Darf dem Kranken keinesfalls zugänglich sein."

Im Spannungsfeld der Psychiatrie zwischen „Hilfe" und „Kontrolle" kann die segensreiche „therapeutische Kette" allerdings jederzeit zur Fußfessel für den psychisch Kranken degradiert werden (11). Bei *Kolb* werden kustodiale Tendenzen besonders dort deutlich, wo er sich zum Ziel setzt, mit seinem Fürsorgesystem „alle geistig Abwegigen" im Einzugsgebiet der Anstalt lückenlos zu erfassen. Sein Ordnungsdenken, sein Bedürfnis nach Kontrolle gewinnt hier endgültig die Oberhand.
Im Hinblick auf die Möglichkeiten einer wissenschaftlichen Nutzung, wie sie *Kolb* vorgeschwebt haben (48), erscheint der Gedanke eines solchen „psychiatrischen Fallregisters" noch heute bestechend. Die Befürchtung, „daß aus organisatorisch-administrativer Potenz heraus der Kranke ... zum ,bewältigten' Fürsorgeobjekt werden kann, wenn sich machtbeanspruchende und beherrschende Akzente in solche Entwicklungssysteme einschleichen" (55), erwies sich jedoch als nur zu begründet: Es kam nie zur wissenschaftlichen Auswertung, aber noch zu *Kolbs* Lebzeiten zum politischen Mißbrauch seines Fürsorgesystems, lange vor Hitlers „Gnadentoddekret" und der „Ausmerzung lebensunwerten Lebens", die dann das Vertrauen in psychiatrische Institutionen endgültig zerstörte. *Kolbs* Schüler spielen dabei eine unrühmliche Rolle.
Faltlhauser, *Kolbs* erster Fürsorgearzt in Nürnberg, von 1929 bis 1945 Leiter der Heil- und Pflegeanstalt Kaufbeuren-Irsee, der sich ab 1936 als Gauredner des rassepolitischen Amtes der NSDAP betätigte, der aktiv beteiligt war an der Vernichtungsaktion „T4", der zwischen 1939 und 1941 695 Patienten seiner Anstalt zum Opfer fielen, der verantwortlich war für die Tötung von 209 Kindern im Rahmen der „Kinder-Aktion", und auf den die „E-Kost" zurückgeht, eine Hungerkost, die in Verbindung mit Barbituratinjektionen vom Abbruch der offiziellen „Gnadentodaktion" an bis zum April 1945 weitere 1200 Patienten seiner Anstalt das Leben gekostet haben soll (60), *Faltlhauser* bespricht bereits im Juli 1934 „Die dem Außendienst der öffentlichen Heil- und Pflegeanstalten erwachsenden Aufgaben im neuen Staate" (6), die er in der Mitwirkung bei der „restlosen Durchführung des Gesetzes zur Verhütung erbkranken Nachwuchses" sieht. Dieses Gesetz, am 14. 7. 1933 verkündet, seit 1. 1. 1934 in Kraft, sollte der „Ausschaltung der Erbkranken von der Fortpflanzung" dienen. Als Erbkrankheiten galten angeborener Schwachsinn, Schizophrenie, manisch-depressives Irresein und erbliche Fallsucht. Für die Unfruchtbarmachung durch operative Sterilisierung antragsberechtigt waren der Betroffene, sein Vormund, der Amtsarzt und bei Insassen einer Heil- und Pflegeanstalt der Anstaltsleiter. Hatte das „Erbgesundheitsgericht" die Unfruchtbarmachung beschlossen, so war sie auch gegen den Willen des Unfruchtbarzumachenden auszuführen, sofern nicht dieser allein den Antrag gestellt hatte. *Ast* und *Faltlhauser:* „Als erste praktische Aufgabe ergibt sich ... die Bestandsaufnahme aller geistig Abnormen ... Die Fürsorgeärzte können dem Amtsarzt sämtliche ihnen zur Kenntnis gekommenen Fälle mitteilen ... Die Fürsorgen haben inzwischen ein erhebliches und sehr wertvolles Material in Gestalt von Karteien, Erbkarteien, Krankenblättern usw. angesammelt. Dieses Material erfaßt bereits in sehr wesentlichem Ausmaß freilebende geistig Abnorme" (6).
Von entsprechenden „praktischen Erfahrungen" berichtet 1935 ein Erlanger Fürsorgearzt (68): Im ersten Geltungsjahr des Gesetzes, 1934, habe man 336 im Fortpflanzungsalter

befindliche triebstarke Erbkranke als vordringlich dem Amtsarzt zur Anzeige gebracht und etwa 230 Krankengeschichten dem Erbgesundheitsgericht zur Einsicht überlassen. *Wendenburgs* System wird übrigens in einer zeitgenössischen Darstellung ähnlich bewertet: „... ferner hat diese Fürsorge seit 1922 durch Sicherstellung der Diagnose bei psychischen Erkrankungen wichtige Vorarbeit geleistet für das Gesetz zur Verhütung erbkranken Nachwuchses, die Durchführung des Ehegesundheitsgesetzes und die Einrichtung von Erbkarteien" (33).

Während die „offene Fürsorge" schon früh zu einem Instrument der „Kontrolle" psychisch Kranker geworden war („Schutzaufsicht für Psychopathen und Trinker", 1923), wird sie jetzt zu einem Werkzeug nationalsozialistischer Ausmerzpsychiatrie pervertiert: „Die Durchführung der eugenischen Aufgaben des nationalsozialistischen Staates ist ohne die Mitwirkung des Außendienstes der Heil- und Pflegeanstalt nicht denkbar" (6); „Die vom Begründer der offenen Fürsorge *Kolb* von Anfang an angestrebte Erfassung aller geistig Abwegigen hat nun eine neue weittragende praktische Bedeutung gewonnen" (68). *Kolb* selbst hat diese Entwicklung nicht vorausgesehen und nicht gewollt (48); daß ein Teil seiner Schüler sich die „neue" Rassenlehre zu eigen machen und sich als Helfershelfer den Machthabern anbiedern würde, hat er zu spät erkannt und nicht verhindern können.

Literatur

1. *Alt, C.:* Zehn Jahre Familienpflege in der Provinz Sachsen. Psychiat.-Neurol. Wschr. 8 (1906), 67–68
2. *Angermeyer, M. C.:* Der theorie-graue Star im Auge des Psychiaters – zur Rezeption der Wissensbestände der Familienforschung in der Sozialpsychiatrie. In: Die Angehörigengruppe – Familien mit psychisch Kranken auf dem Weg zur Selbsthilfe. *Angermeyer, M. C., A. Finzen* (Hrsg.). Enke, Stuttgart 1984
3. *Angermeyer, M. C., O. Döhner:* Perspektiven der psychiatrischen Familienforschung. In: Chronisch kranke Kinder und Jugendliche in der Familie. *Angermeyer, M. C., O. Döhner* (Hrsg.). Enke, Stuttgart 1981
4. *Angermeyer, M. C., A. Finzen:* Die Angehörigengruppe – Familien mit psychisch Kranken auf dem Weg zur Selbsthilfe. Enke, Stuttgart 1984
5. *Ast, F.:* Gustav Kolb †. Allg. Z. Psychiat. 108 (1938), 401 f.
6. *Ast, F., V. Faltlhauser:* Die dem Außendienst der öffentlichen Heil- und Pflegeanstalten erwachsenden Aufgaben im neuen Staate. Z. psych. Hyg. 7 (1934), 131–142
7. *Barton, R.:* Institutional neurosis. Wright, Bristol 1959
8. *Bauer, M.:* Sektorisierte Psychiatrie. Enke, Stuttgart 1977
9. *Bauer, M.:* Gemeindenahe Versorgung oder es geht auch anders, aber so geht es auch. Psychiat. Prax. 7 (1980), 255–265
10. *Binswanger, H.:* Die Familienpflege im Kanton Zürich 1909–1936 – Medizinische Erfahrungen. Karger, Basel 1939
11. *Böcker, F.:* Weiterentwicklung der psychiatrischen Versorgung. Spektrum Psychiat. 5 (1983), 159–170
12. *Böcker, F. M.:* Kontakte zwischen Patienten mit endogenen Psychosen und Bezugspersonen des gewohnten sozialen Umfelds während stationärer Behandlung im psychiatrischen Krankenhaus. Inauguraldissertation, Erlangen 1982
13. *Böcker, F. M.:* Soziale Integration und Kontakte zu Bezugspersonen des gewohnten sozialen Umfeldes während stationärer Behandlung im psychiatrischen Krankenhaus – eine prospektive katamnestische Untersuchung an erstmals aufgenommenen Patienten mit schizophrenen und zyklothymen Psychosen. Eur. Arch. Psychiat. Neurol. Sci. 234 (1984), 250–257
14. *Buddeberg, C.:* Die Angst des Psychiaters vor der Familie seines Patienten: Hindernis oder Ausgangspunkt für eine Zusammenarbeit? Vortrag, Kongreß der DGPN, Münster 1982
15. *Bufe, E.:* Familienpflege Kranksinniger im heutigen Deutschland. Psychiat. Neurol. Wschr. 30 (1928), 159–166, 173–180
16. *Bufe, E.:* Internationale Übersicht über den Stand der Familienpflege. Z. psych. Hyg. 4 (1931), 98–110
17. *Bufe, E.:* Psychiatrische Familienpflege. In: Handwörterbuch der psychischen Hygiene und der psychiatrischen Fürsorge. *Bumke, O.* et al. (Hrsg.). de Gruyter, Berlin-Leipzig 1931
18. *Bumke, O., G. Kolb, H. Roemer, E. Kahn:* Handwörterbuch der psychischen Hygiene und der psychiatrischen Fürsorge. de Gruyter, Berlin-Leipzig 1931

19. *Coxe, J.:* „Ein neuer Besuch in Gheel". Allg. Zeitschr. Psychiat. 22 (1865), 73–80
20. *von Cranach, M.:* Extramurale psychiatrische Versorgungssysteme. In: Psychiatrie der Gegenwart in Forschung und Praxis. *Kisker, K. P., J. E. Meyer, C. Müller, E. Strömgren* (Hrsg.). Springer, Berlin-Heidelberg-New York 1975
21. *Damerow, H.:* Über die relative Verbindung der Irren-, Heil- und Pflege-Anstalten in historisch-kritischer, sowie in moralischer, wissenschaftlicher und administrativer Beziehung. Wigend, Leipzig 1840
22. *von Deventer, J.:* Die Pflege der Irren in eigener Wohnung. Neurol. Zentbl. 28 (1909), 1187–1189
23. *Dörner, K.:* Bürger und Irre – Zur Sozialgeschichte und Wissenschaftssoziologie der Psychiatrie. Europäische Verlagsanstalt, Frankfurt 1969
24. Enquète über die Lage der Psychiatrie in der Bundesrepublik Deutschland: Schlußbericht der Sachverständigen-Kommission. Bundestagsdrucksache 7/4200, 1975
25. *Faltlhauser, V.:* Die offene Fürsorge der mittelfränkischen Heil- und Pflegeanstalt Erlangen. In: Die offene Fürsorge in der Psychiatrie und ihren Grenzgebieten. *Roemer, H.* et al. (Hrsg.). Springer, Berlin 1927
26. *Faltlhauser, V.:* Die Technik der Fürsorge. In: Die offene Fürsorge in der Psychiatrie und ihren Grenzgebieten. *Roemer, H.* et. al. (Hrsg.). Springer, Berlin 1927
27. *Faltlhauser, V.:* Der gegenwärtige Stand der offenen Fürsorge an den deutschen öffentlichen Heil- und Pflegeanstalten. Z. psych. Hyg. 3 (1930), 163–175
28. *Finzen, A.:* Psychiatrische Dienste und die Beeinflussung von Schlüsselpersonen in der Gemeinde. In: Psychiatrie der Gegenwart in Forschung und Praxis. *Kisker, K. P., J. E. Meyer, C. Müller, E. Strömgren* (Hrsg.). Springer, Berlin-Heidelberg-New York 1975
29. *Flemming, C. F.:* Bericht über die Versammlung deutscher Irrenärzte zu Eisenach. Allg. Z. Psychiat. 17 (1860), Anhang 12–13
30. *Flemming, C. F.:* Über Irrenkolonien und Irrenanstalten. Allg. Z. Psychiat. 18 (1861), 814–818
31. *Goffmann, E.:* Asylums – Essays on the social situation of mental patients and immates. Anchor Books, New York 1961
32. *Griesinger, W.:* Über Irrenanstalten und deren Weiterentwicklung in Deutschland. Arch. Psychiat. Nervkrankh. 18 (1861), 8–43
33. *Große-Boymann, P.:* Gelsenkirchen, die Stadt und ihre Lebensgesetze. Verlag für Sozialpolitik, Berlin 1939
34. *Held, T.:* Placement familial dans le secteur – Etude descriptive et critique. Information psychiatrique 52 (1976), 899–913
35. *Held, T.:* Ambulante Dienste: Hilfe oder Kontrolle? Psychiat. Prax. 10 (1983), 1–7
36. *Heubeck, H.:* Der Anstaltsbau als Organismus. In: Um die Menschenrechte der Geisteskranken. *Leibbrand, W.* (Hrsg.). Verlag „Die Egge", Nürnberg 1946
37. *Hockauf A.:* Ein Besuch der Familienpflegestationen in Fife, der Anstalt Baugow-Village, des Royal Edinburgh Asylum und der Aufnahmestation in Glasgow für Schottland. Psychiat. Neurol. Wschr. 11 (1909), 253–257
38. *Jetter, D.:* Grundzüge der Geschichte des Irrenhauses. Wissenschaftliche Buchgesellschaft, Darmstadt 1981
39. *Kolb, G.:* Sammelatlas für den Bau von Irrenanstalten. Marhold, Halle a. d. Saale 1902
40. *Kolb, G.:* Vorschläge für die Ausgestaltung der Irrenfürsorge und die Organisation der Irrenanstalten. Marhold, Halle a. d. Saale 1908
41. *Kolb, G.:* Die Familienpflege, unter besonderer Berücksichtigung der bayerischen Verhältnisse. Z. ges. Neurol. Psychiat. 6 (1911), 273–304
42. *Kolb, G.:* Reform der Irrenfürsorge. Z. ges. Neurol. Psychiat. 47 (1919), 137–172
43. *Kolb G.:* Allgemeine Gesichtspunkte für die Errichtung einer Fürsorgestelle, 1913. In: Die offene Fürsorge in der Psychiatrie und ihren Grenzgebieten. *Roemer, H.* et al. (Hrsg.). Springer, Berlin 1927
44. *Kolb, G.:* Die Einwände und Bedenken gegen die Fürsorge. In: Die offene Fürsorge in der Psychiatrie und ihren Grenzgebieten. *Roemer, H.* et al. (Hrsg.). Springer, Berlin 1927
45. *Kolb, G.:* Die offene Geisteskrankenfürsorge im Ausland. In: Die offene Fürsorge in der Psychiatrie und ihren Grenzgebieten. *Roemer, H.* et al. (Hrsg.). Springer, Berlin 1927
46. *Kolb, G.:* Schlußwort. In: Die offene Fürsorge in der Psychiatrie und ihren Grenzgebieten. *Roemer, H.* et al. (Hrsg.). Springer, Berlin 1927
47. *Kolb, G.:* Entwurf zu Bestimmungen der Anstalt Erlangen über die Familienpflege – Vereinbarungen mit der pflegenden Familie. Psychiat. Neurol. Wschr. 30 (1928), 343–346
48. *Kolb, G.:* Offene psychiatrische Fürsorge und psychische Hygiene. Z. psych. Hyg. 1 (1928), 34–45
49. *Kolb, G.:* Psychiatrischer Entwurf zu Richtlinien für die Außenfürsorge in Bayern. Allg. Z. Psychiat. 88 (1928), 433–459

50. *Kolb, G.:* Die künftige Gestaltung der Irrenanstalten unter besonderer Berücksichtigung der offenen Fürsorge, der offenen Nervenabteilungen und der Abteilungen für Süchtige. Allg. Z. Psychiat. 93 (1930), 4–7
51. *Kolb. G.:* Allgemeine Organisation der geschlossenen psychiatrischen Fürsorge. In: Handwörterbuch der psychischen Hygiene und der psychiatrischen Fürsorge. *Bumke, O.* et al. (Hrsg.). de Gruyter, Berlin-Leipzig 1931
52. *Kolb, G.:* Die offene psychiatrische Fürsorge. In: Handwörterbuch der psychischen Hygiene und der psychiatrischen Fürsorge. *Bumke, O.* et al. (Hrsg.). de Gruyter, Berlin-Leipzig 1931
53. *Kolb G.:* Die Statistik der Heilanstalten. In: Handwörterbuch der psychischen Hygiene und der psychiatrischen Fürsorge. *Bumke, O.* et al. (Hrsg.). de Gruyter, Berlin-Leipzig 1931
54. *Laehr, B. H.:* Über einige Reformvorschläge auf dem Gebiet der Irrenpflege. Allg. Z. Psychiat. 25 Suppl. (1868), 78–89
55. *Lange, E., E. M. Geiger, H. Mucha:* Von der karitativen zur rehabilitativen psychiatrischen Gesundheitsfürsorge. In. Sozialpsychiatrie. *Petrilowitsch, N., H. Flegel* (Hrsg.). Karger, Basel 1969
56. *Langermann, J. G.:* Über den gegenwärtigen Zustand der psychischen Heilmethoden der Geisteskranken und die erste zu Bayreuth errichtete psychische Heilanstalt (aus dem Jahre 1805). Allg. Zeitschr. Psychiat. 2 (1845), 601–605
57. *Lehrmann, C., H. Nußbaum:* Familienpflege – Fossil oder Fortschritt? Psychiat. Prax. 10 (1983), 49–55
58. *Linn, M. W., E. M. Caffey, C. J. Klett, G. Hogarty:* Hospital versus community (foster) – care for psychiatric patients. Archs. gen. Psychiat. 34 (1977), 78–83
59. *Linn, M. W., C. J. Klett, E. M. Caffey:* Foster home characteristics and psychiatric patients outcome. – The wisdom of Gheel confirmed. Archs. gen. Psychiat. 37 (1980), 129–132
60. *Mader, E. T.:* Das erzwungene Sterben von Patienten der Heil- und Pflegeanstalt Kaufbeuren-Irsee zwischen 1940 und 1945 nach Dokumenten und Berichten von Augenzeugen. Verlag an der Säge, Blöcktach 1982
61. *Moeli:* Über Familienpflege Geisteskranker. Allg. Z. Psychiat. 58 (1901), 693–697
62. *Panse, F.:* Das psychiatrische Krankenhauswesen – Entwicklung, Stand, Reichweite und Zukunft. Thieme, Stuttgart 1964
63. *Reil, J. C.:* Rhapsodien über die Anwendung der psychischen Curmethoden auf Geisteszerrüttung. Curth, Halle 1803
64. *Roemer, H., G. Kolb, V. Faltlhauser:* Die offene Fürsorge in der Psychiatrie und ihren Grenzgebieten. Springer, Berlin 1927
65. *Roller, C. F. W.:* Die Irrenanstalt nach all ihren Beziehungen. Karlsruhe 1831
66. *Schmidt, P. O.:* Asylierung oder psychiatrische Familienpflege? Die Diskussionen in den Irrenärzteverbänden um die psychiatrische Versorgungsstruktur im 19. Jahrhundert. Psychiat. Prax. 10 (1983), 56–59
67. *Schuch, H.:* Ist die Aufhebung oder Einschränkung der offenen psychiatrischen Fürsorge eine wirksame Sparmaßnahme? Z. psych. Hyg. 5 (1932), 35–47
68. *Schuch, H.:* Praktische Erfahrungen über die Mitwirkung des Außendienstes der Heil- und Pflegeanstalten bei der Durchführung des Sterilisierungsgesetzes. Z. psych. Hyg. 8 (1935), 65–70
69. *Simon, F. B.:* Das verlorene Vertrauen und der Ruf nach Kontrolle – Systemtheoretische Aspekte der Ausgrenzung. Psychiat. Prax. 9 (1982), 59–63
70. *Simon, H.:* Aktivere Krankenbehandlung in der Irrenanstalt. Allg. Zeitschr. Psychiat. 87 (1927), 97–145; 90 (1929), 69–121, 245–309
71. *Sommer, Weygandt, Roemer, Simon:* Herrn Obermedizinalrat Dr. *Gustav Kolb* zum 60. Geburtstag. Z. psych. Hyg. 3 (1930), 160–163
72. *Specht, G.:* Über die familiale Verpflegung der Geisteskranken in Bayern. Z. ges. Neurol. Psychiat. 6 (1911), 305–325
73. *Straub:* Frühentlassung und Außenfürsorge. Psychiat. Neurol. Wschr. 37 (1935), 145–147
74. *Walz, K.:* Das System der Irrenfürsorge *Gustav Kolbs*. In: Um die Menschenrechte der Geisteskranken. *Leibbrand, W.* (Hrsg.). Verlag „Die Egge", Nürnberg 1946
75. *Wendenburg, F.:* Die kommunale Fürsorgestelle für Geisteskranke usw. In: Die offene Fürsorge in der Psychiatrie und ihren Grenzgebieten. *Roemer, H.* (Hrsg.). Springer, Berlin 1927
76. *Wendenburg, F.:* Offene psychiatrische Fürsorge vom kommunalen Fürsorgeamt aus. In: Handwörterbuch der psychischen Hygiene und der psychiatrischen Fürsorge. *Bumke, O.* et al. (Hrsg.). de Gruyter, Berlin-Leipzig 1931
77. *Wendenburg, F., F. Weih:* Die kommunale Fürsorgestelle für Geisteskranke. Z. psych. Hyg. 1 (1928), 45–52
78. *Wing J. K., G. W. Brown:* Institutionalism and schizophrenia – a comparative study of three mental hospitals. Cambridge University Press, Cambridge 1970

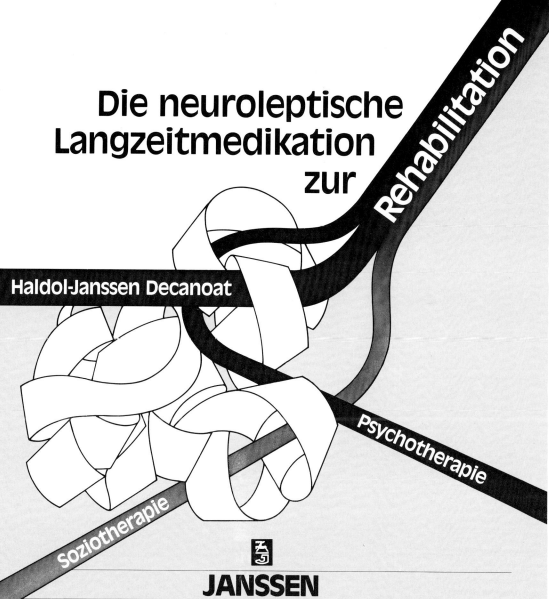

Die neuroleptische Langzeitmedikation zur Rehabilitation

Haldol-Janssen Decanoat

Soziotherapie · Psychotherapie

JANSSEN GmbH

Verschreibungsinformationen · Haldol*-Janssen Decanoat 1 ml, Haldol*-Janssen Decanoat 3 ml · **Zusammensetzung:** 1 ml Injektionslösung enthält 70,52 mg Haloperidoldecanoat (Ester) (entspr. 50 mg Haloperidol), 15 mg Benzylalkohol. **Anwendungsgebiete:** Erhaltungstherapie und Rezidivprophylaxe bei chronisch schizophrenen und maniformen Zuständen. Haldol-Janssen Decanoat darf nur bei Patienten angewandt werden, bei denen das Ausmaß der therapeutischen Wirksamkeit sowie die Nebenwirkungen einer oralen Therapie bekannt sind und bei denen eine adäquate orale Therapie mit einem Neuroleptikum nicht möglich ist. Die 3-ml-Lösung darf nur bei Patienten verwendet werden, die auf 10 mg oder mehr Haloperidol pro die oder auf eine vergleichbare Dosis eines anderen Neuroleptikums eingestellt sind. **Gegenanzeigen:** Akute Alkohol-, Schlafmittel-, Analgetika- und Psychopharmaka-Intoxikationen. Haldol-Janssen Decanoat 1 ml/3 ml darf nicht bei Kindern und auch nicht bei schweren depressiven Erkrankungen eingesetzt werden. HINWEIS: Vorsicht bei Schwangerschaft und Stillzeit. Patienten mit Blutungsneigung (Antikoagulanzientherapie) nicht mit der i.m. Applikationsform behandeln. **Nebenwirkungen:** Gelegentlich Mundtrockenheit, Muskelsteife, dyskinetische Reaktionen. In Einzelfällen kann es unter Neuroleptika-Behandlung zu Kreislauflabilität, Magen-Darm-Störungen, Miktionsbeschwerden, Cholestase und Herzrhythmusstörungen kommen. Bei nachgewiesener Stammhirnerkrankung sollte nach Verschlechterung der Symptome die Therapie mit Haldol-Janssen Decanoat 1 ml/3 ml abgesetzt werden. Bei allen depressiven Zustandsbildern, Parkinson-Syndrom und organischen Hirnschäden (einschl. Epilepsie) ist Vorsicht geboten. Bei Epileptikern darf die antiepileptische Behandlung nicht unterbrochen werden. In Einzelfällen können epileptische Anfälle hervorgerufen werden. Wie bei anderen Neuroleptika sind bei langfristiger Anwendung tardive Dyskinesien nicht auszuschließen. Bei plötzlichem Absetzen der Therapie, insbesondere nach längerfristiger und höherdosierter Anwendung, können in Einzelfällen Dyskinesien auftreten. Verkehrswarnhinweis: Achtung beim Bedienen von Maschinen und Lenken von Kraftfahrzeugen.

Handelsformen und Preise: AVP incl. USt. (Stand 6.84) Haldol-Janssen Decanoat 1 ml Originalpackungen: 1 Ampulle zu 1 ml Injektionslösung DM 27,05; 5 Ampullen zu 1 ml Injektionslösung DM 108,05. Klinikpackung. Haldol-Janssen Decanoat 3 ml Originalpackungen: 1 Ampulle zu 3 ml Injektionslösung DM 68,80; 5 Ampullen zu 3 ml Injektionslösung DM 304,75. Klinikpackung. **Wechselwirkungen mit anderen Mitteln:** Gegenseitige Wirkungsverstärkung bei zentralangreifenden Pharmaka möglich. Die blutdrucksenkende Wirkung von Antihypertonika kann verstärkt werden. Die Kombination mit Pentetrazol sollte vermieden werden (Konvulsionsauslösung). Eine Kombination mit Levodopa vermindert die Levodopa-Wirkung. AUFBEWAHRUNGSHINWEIS: Lichtgeschützt (im Umkarton) aufbewahren! * Trade Mark

© Janssen Hal.-J.-Dec. 6.84

Die kranke Seele im Labor – Eine kritische Geschichte der Psychopathometrie

W. Kinzel

Voraussetzungen

Die nach dem späteren Wortgebrauch ersten *Test*-Untersuchungen in einem „Laboratorium" gehen auf *Francis Galton* (1822–1911) zurück (26, 49). Der bekannte englische Biologe, ein Vetter *Darwins* und von ihm beeinflußt, führte 1882 in London gegen ein geringes Entgelt „psychometric experiments" durch. Bei seinen anthropometrischen Untersuchungen bestimmte er u. a. Griffstärke und Reaktionszeit.
Offenbar von ihm angeregt, schuf der nordamerikanische Psychologe *James McKeen Cattell* (1860–1944) im Jahre 1890 den Begriff „mental test". Er verstand darunter so etwas wie ein Instrumentarium von Aufgaben zur Prüfung der persönlichen Eigenheit (48, 49). Derartig global formuliert, hat jener Testbegriff auch heute noch Bestand.
Bereits 1879 war in Leipzig von *Wilhelm Wundt* (1832–1920) das erste psychologische Institut an einer deutschen Universität gegründet worden. *Wundt*, Arzt, Philosoph und Psychologe, hatte mit Untersuchungen zur Nerven- und Sinnesphysiologie begonnen. Seit 1875 – er war von Zürich nach Leipzig gewechselt – verstand er sich vornehmlich als ein an und mit exakten Methoden arbeitender Experimentalpsychologe.
Die mit den Namen *Wilhelm Dilthey* (1833–1911), *Wilhelm Windelband* (1848–1915) und *Heinrich Rickert* (1863–1936) verbundene wissenschaftsmethodische „Neubesinnung" um die Jahrhundertwende beeinflußte auch die Psychologie. Die 3 genannten Philosophen hatten in einer dichotomischen Trennung eine „verstehende" und „erklärende" (*Dilthey*, 1883; 1894), eine „individuelle" und „gesetzbildende" (*Windelband*, 1894) sowie eine „individualisierende" und „generalisierende" (*Rickert*, 1896; 1899) Methode unterschieden (13, 14, 121, 122, 127, 153). Gemeint war in allen 3 Fällen dasselbe. *Dilthey*, der bereits 1883 den Begriff der „Geisteswissenschaften" geprägt hatte, grenzte diese methodische Disziplin von den Naturwissenschaften ab mit der Wendung: „Die Natur *erklären* wir, das Seelenleben *verstehen* wir." Die Methode der Naturwissenschaften sei die kausale Reduktion, die Methode der Geisteswissenschaft sei das Verstehen. *Windelband* hatte in seiner Rektoratsrede aus dem Jahre 1894 die beiden Gruppen der „nomothetischen" und der „idiographischen" Wissenschaften einander gegenübergestellt. Die nomothetischen Wissenschaften forschen nach gesetzhaften Zusammenhängen, sie stellten allgemeine Gesetze auf, ihr Gegenstand sei das Immerwiederkehrende. Die idiographischen Wissenschaften dagegen versuchten, die Einzeltatsachen, das Einmalige in seiner Besonderheit, das Nichtwiederholbare zu begreifen und zu beschreiben. Die nomothetische Methode sei die der Naturwissenschaften, die idiographische Methode sei die der Geschichtswissenschaften. *Rickert* hat dann in seinen „Grenzen der naturwissenschaftlichen Begriffsbildung" (121) diesen Gedanken aufgenommen und ganz im Sinne *Windelbands* zwischen den „generalisierenden" und den „individualisierenden" Verfahren unterschieden. Er schlug vor, den Gegenpol zu den Naturwissenschaften

„Kulturwissenschaften" zu nennen. Dieser Terminus, der sich damals gegen den Begriff „Geisteswissenschaften" nicht durchsetzen konnte, scheint erst jetzt gewürdigt zu werden (135). Ebenso modern ist das Polpaar nomothetisch-idiographisch (36, 44).
Im Jahre 1917 war *Felix Krueger* (1874–1948) Nachfolger *Wundts* am Psychologischen Institut in Leipzig geworden. „Mehr ein Überwinder als ein Fortsetzer seines weltberühmten Vorgängers und Meisters" (143), gilt *F. Krueger* als der Begründer der „Zweiten Leipziger Schule", die unter dem Namen „Ganzheits- und Strukturpsychologie" bekannt werden sollte. *Krueger*, Schüler der Philosophen *Hans Cornelius* (1863–1947) und *Theodor Lipps* (1851–1914), hatte bereits als sehr junger Mann eine schnell bekanntgewordene moralphilosophische Schrift verfaßt. Er sah die Psychologie in enger Verbindung mit philosophischen, und hier im besonderen mit metaphysischen Fragestellungen. Damit geriet *Krueger* in Gegnerschaft zur zeitgenössischen „exakten", physiologisch ausgerichteten wissenschaftlichen Psychologie. Seine „Ganzheits- und Strukturpsychologie" entwickelte er dann auch in direkter Abgrenzung vom damals herrschenden Verständnis seines Fachs und der hier geübten Praxis. *Krueger* meinte, die Psychologie wieder zu ihren eigentlichen Aufgaben zurückführen zu müssen. Er verstand sich in seinem Bemühen als – wenn man so will – Hüter uralter psychologischer Tradition. „Die Seele" – der Begriff war als metaphysischer und theologischer Ballast in der Ära *Wundt* abgestreift worden – sollte erneut Forschungsgegenstand werden. Folgerichtig bemängelte *Krueger* die zeitgenössische Gleichsetzung von Seele und Bewußtsein, das Verständnis der Psychologie als eine reine Bewußtseinswissenschaft. Das Schlagwort von der „Psychologie ohne Seele" – es gründet auf einer programmatischen Forderung *F. A. Langes* (zit. in [143]), wurde seitdem im *Krueger*-Kreise als spektakuläre Kennzeichnung der damaligen Situation verstanden und gern gebraucht.
Die Zweite Leipziger Schule hat vom Beginn der 20er bis in die 60er Jahre dieses Jahrhunderts die Psychologie in Deutschland (nach dem Krieg in seinem westlichen Teil) weitgehend bestimmt. Zu den einflußreichen und bekannten Schülern *Kruegers* zählen *Friedrich Sander* (1889–1971, zuletzt Bonn), *Johannes Rudert* (1894–1980, zuletzt Heidelberg), *Ehrig Wartegg* (1897–1984, zuletzt Berlin) und *Albert Wellek* (1904–1972, zuletzt Mainz). Als in der Nachfolge *Kruegers* konsequentester und produktivster Verfechter der Lehre seines Meisters kann *Albert Wellek* gelten. 3 seiner Werke weisen schon im Titel unmißverständlich darauf hin: „Die Wiederherstellung der Seelenwissenschaft im Lebenswerk *Felix Kruegers*" (143), „Das Problem des seelischen Seins" (144), „Ganzheitspsychologie und Strukturtheorie" (145).
Nach dem Ende des Zweiten Weltkrieges war der Einfluß der nordamerikanischen Psychologie, insbesondere deren empirisch-behavioristische Variante, ebenso schnell wie nachdrücklich gewachsen. Aus der Reihe der sich jetzt in den USA informierenden deutschen Psychologen ist *P. R. Hofstätter* (1913 in Wien geboren und ab 1945 Professor zunächst in Graz) einer der ersten und bekanntesten gewesen. Ausdruck seiner Erfahrungen in Cambridge (1949) und Washington (1950) waren u. a. die Untersuchungen zum „Polaritätsprofil", über die er 1955 erstmals berichtete (38, 47). In der Folge reifte in Westdeutschland eine neue Generation streng empirisch arbeitender Psychologen heran, die neben der Hinwendung zu exakten quantitativen Methoden (wie es *Hofstätter* demonstriert hatte) auch die Voraussetzungen ihrer Forschung überprüften und deren gesellschaftliche Bedeutung diskutierten. Als einer ihrer profiliertesten Vertreter kann heute *Theo Herrmann* gelten (1929 in Bochum geboren), Doktorand (1957) und Habilitand (1965) *Welleks*. Das von *Herrmann* 1969 bei *Hogrefe* veröffentlichte „Lehrbuch der empirischen Persönlichkeitsforschung" – es hat inzwischen die 3. Auflage erfahren

(44) –, ist das Standardwerk zur exakten Methodik der Differentiellen Psychologie. Der Autor hat wenige Jahre später seine bereits hier so genannte „nomothetische" Methodologie noch einmal unmißverständlich mit wissenschaftstheoretischen Konzepten des Kritischen Rationalismus *K. R. Poppers* in Verbindung gebracht (41).

Seele im Labor*

Psyche, als konkrete, liebreizende Mädchengestalt geschildert, wird von alters her als bedroht erlebt, sieht sich allerlei Prüfungen und Gefahren ausgesetzt. Die literarischen Spuren führen zurück auf *Apuleius*, der im 2. Jahrhundert nach einer Vorlage des *Lukios* aus Patria einen Komischen Roman in 11 Büchern schrieb („Metamorphoses", auch „Asinus aureus"). Die berühmteste Erzählung dieses Werkes ist das allegorische Märchen „Amor und Psyche": Die attraktive Psyche weiß, daß sie ihren Gatten, den Liebesgott Amor, nur so lange besitzen kann, wie sie auf seinen Anblick verzichtet . . . (55). Es bedarf keines professionellen psychologischen Trainings, um zu erahnen, daß diese Konstellation „konfliktträchtig" ist. Der Däne *Paludan-Müller* („Amor og Psyche", 1834) und *Theodor Storm* („Psyche", 1875) sind die wohl bekanntesten Dichter unseres mitteleuropäischen Kulturraums gewesen, die in Anlehnung an den antiken Stoff das Thema neu bearbeiteten (54).

War in der „schöngeistigen" Welt jetzt fast 2000 Jahre hindurch – soweit unsere Informationen reichen – das stets als außergewöhnlich schön geschilderte Mädchen Psyche in Gefahr, so stellt sich jetzt, gegen Ende des 20. Jahrhunderts, die Frage, ob seinem Pendant in der wissenschaftlich-psychologischen Welt, dem Abstraktum „Seele", von seinen professionellen Vertretern Gewalt angetan wird. Die Wendung „Seele im Labor" legt dies absichtsvoll, vielleicht provokativ, nahe. Die Methode der Untersuchung dieser Frage steht freilich schon fest. Sie kann, in der Orientierung eines Psychologen an der Verknüpfung der Themabegriffe, nur wissenschaftlich-psychologisch sein.

Setzt man zunächst einmal voraus, daß jeder unter „Seele" ungefähr dasselbe versteht, die interindividuelle Varianz sich hier also in Grenzen hält, dann bleibt noch zu klären, was der Begriff „Labor" meint. „Meyers Enzyklopädisches Lexikon" von 1975 informiert hier folgendermaßen: „Laboratorium (Labor) (mlat.; zu lat. laborare = sich abmühen, arbeiten). Arbeits- und Forschungsstätte (Raum oder Gebäude-[komplex]) für wissenschaftl.-experimentelle (z. B. chemisches Laboratorium), techn. oder spezielle medizin. Untersuchungen mit den dazu erforderl. Einrichtungen; auch Raum für bestimmte wissenschaftl. oder techn. Routinearbeiten, die eine spezielle Ausrüstung erfordern. Literatur: Schramm W.: Physikal. u. technolog. Laboratorien. Planung, Bau, Einrichtung. Weinheim 1962."

Sucht man nach einer Labor-Definition, die den Kontrast zum vielleicht landläufigen Vorstellungskomplex von „der Seele" als – hier einmal angenommen – etwas Immaterielles, vergleichsweise Zartes, nicht Meßbares . . . noch deutlicher sichtbar macht, dann bietet sich „Der Große Brockhaus" von 1932 an:

„Laboratorium (lat.; Pl. -ien) n, Kurzf. Labor (auch 'la:-) n: Arbeitsraum (bzw. Raumgruppe oder Gebäudekomplex), in dem bakteriologische, biologische, medizinische,

---

* Wer sich zu der hier nur im Diskurs behandelbaren Thematik gründlicher informieren will, vgl. (3a), *Metzger, W.,* S. 27–40; *Wellek, A.,* S. 41–66; *Preiser, S.,* S. 67–81; *Stelzl, I.,* S. 82–116; *Balmer, H.,* S. 117–155.

chemische, fotografische, physikalische, technische u. a. Untersuchungen und Versuche vorgenommen werden. Die für L. geltenden Arbeitsschutzordnungen und Schutzbestimmungen umfassen z. B. Angaben über Be- und Entlüftung, Beleuchtung, Ausgänge und Fluchtwege, Beschaffenheit der Fußböden, Rohrleitungen, elektrische Anlagen, Feuerlöscheinrichtungen sowie Anweisungen für das Arbeiten mit Chemikalien, Giften, Glasgeräten, Druckgasflaschen usw. Nach der Aufgabenstellung unterscheidet man z. B. Lehr-, Unterrichts-, Betriebs-, Forschung-, Entwicklungs-L., nach dem zu bearbeitenden Spezialgebiet z. B. anorganisch- und organisch-chemisch-analytisches L., präparatives L., spektrographisches L., Röntgen-L., metallographisches L., Kälte-L., serologisches L. u. a. In einem Laborkomplex eingeschlossen sind vielfach Räumlichkeiten für Sonderaufgaben, wie Stinkraum, Dunkelkammer, Wägeraum, Chemikalien- und Glasgerätelager sowie mechanische Werkstätten."

Es scheint so, daß, will man die Kapitelüberschrift als negativ wertend verstehen und sie so auch akzeptieren (etwa: „Seelenforschung gehört nicht ins Labor"), die beiden für ein solches Urteil offenbar entscheidenden Komponenten in den hier vorgelegten Definitionen verborgen sind. Es wären einmal
– die Lebensferne („Raum für bestimmte wissenschaftl. oder techn. Routinearbeiten . . ."), zum anderen
– die sich aufdrängenden Assoziationen zu: Keller, Geräte, Drähte, Glasbehälter, Brennvorrichtungen, Kabel, Stöpsel, Isolier- und Klebematerial . . . (vgl. die 2. Begriffsbestimmung). Heute käme als moderne Variante noch der Computer hinzu.

Transponiert man die beiden Bestandteile so, wie sie in ihrer Verschmelzung anmutungshaft erlebt werden, auf die vergleichsweise theoretische Ebene der wissenschaftsmethodischen Standortbestimmungen der Jahrhundertwende (vgl. S. 84–86), dann fällt eine Zuordnung nicht schwer: Im „Labor" wird „naturwissenschaftlich", „gesetzbildend", „generalisierend" geforscht*, außerhalb des Labors (wo auch immer und wie auch immer umschrieben) „geisteswissenschaftlich", „individuell", „individualisierend".

Wenn in den Naturwissenschaften ein Satz, um als wahr zu gelten, 1. objektiv beweisbar, 2. durch Wiederholung des Experiments nachprüfbar und 3. zuverlässige Voraussagen ermöglichend (= gesetzbildend) sein muß, dann leuchtet ein, daß die Problematik eines einmaligen historischen Ereignisses, wie beispielsweise der 2. Weltkrieg, in seinen Entstehungs-, Entwicklungs- und Auslösungsbedingungen „naturwissenschaftlich" am „Labortisch" nicht behandelbar und damit nicht lösbar ist.

Gegenstand der Psychologie ist nun aber kein historisches Ereignis, sondern der Mensch. Wie wird er heute von „den Psychologen" gesehen? Und wie wird er erforscht? Die 1. Frage ist schnell beantwortet: Die Auffassungen sind hier, im weltanschaulich-privaten Vorfeld von Wissenschaft, sehr unterschiedlich. Die 2. Frage läßt sich ebenfalls leicht lösen: Über den methodischen Zugang gibt es Übereinkünfte in 2 getrennten Lagern: bei den Nomothetikern einerseits und bei den Idiographen andererseits. Die Bedeutung der zuletzt genannten Gruppe ist mehr und mehr geschwunden (vgl. S. 84–85), der Konsens im Kreise der zuerst erwähnten Experten ist größer.

---
* Die Definition von „Experiment" lautet denn auch bei *Wilhelm Wundt*: „Das Experiment besteht in einer Beobachtung, die sich mit der willkürlichen Einwirkung des Beobachters auf die Entstehung und den Verlauf der zu beobachtenden Erscheinungen verbindet" (154). *H. Selg* führt dazu aus: „Willkürlichkeit wird hier ausdrücklich genannt; als weitere Kriterien des Experimentierens werden von *Wundt* noch Wiederholbarkeit und Variierbarkeit aufgeführt. Eigentlich impliziert das erstgenannte Kriterium aber die beiden anderen: Wenn ein Geschehen der „Willkür" eines Versuchsleiters unterliegt, darf man annehmen, daß er es auch wiederholen und variieren kann" (137).

Auf dem Hintergrund des damals zumindest theoretisch noch bestehenden „Gleichgewichts der (methodischen) Kräfte" hatte *Albert Wellek* seinen Kompromißvorschlag sinngemäß so begründet: Da der Mensch zugleich ein Geistes- und ein Naturwesen sei, könne er sowohl geistes- als auch naturwissenschaftlich erforscht werden. Die Psychologie stelle somit eine Brücke dar zwischen den Natur- und den Geisteswissenschaften (146).

Überprüft man den 2. aus der *Brockhaus*-Definition abgeleiteten Bestandteil des Anmutungskomplexes „Labor" (Assoziationen zu Keller, Stöpsel, Drähte usw.) an der wissenschaftlich-psychologischen Handlungsebene, dann zeigt sich, daß hier zweifellos eine gewisse Übereinstimmung mit der Realität der experimentellen Arbeitsräume *Wundts* besteht. Die gibt es allerdings nicht mehr – und zum anderen hatte es der erste deutsche Lehrstuhlinhaber im Fach Psychologie bei seinen Experimenten gerade *nicht* mit dem zu tun, was man offenbar unter „der Seele" versteht (vgl. dazu die folgenden Ausführungen).
Zunächst ist festzustellen, daß die „Zweite Leipziger Schule" (vgl. S. 84–85) sich von ihrer Vorgängerin weniger in der „anderen" Raumausstattung unterschied – auch im *Krueger*-Kreise wurde durchaus experimentiert! –, als vielmehr im weltanschaulich geprägten Verständnis vom „eigentlichen Wesen" der Psychologie. An die Stelle der „reinen Aktualität des Seelischen", des „Prozeßhaften", des Verhaltens überhaupt, trat jetzt die als relativ überdauernd gekennzeichnete „Struktur", die das Erscheinende (Verhalten) bedingende Disposition, das „seelische Sein". Der „Atomismus", die Vorstellung vom Aufbau des Psychischen (im wesentlichen des bewußten Erlebens) aus Einzelbestandteilen (etwa: „Elementarempfindungen" und deren assoziativen Verknüpfungen), fand sich jetzt abgelöst von der „Ganzheitslehre". Ihr zufolge orientiert sich menschliches Erleben primär – und dies gilt sowohl onto- als auch phylogenetisch – am Gefühl und an gefühlsartigen Anmutungen (146). Doch bedürfe, so *Krueger*, gerade diese Erkenntnis von der Dominanz der vorrationalen Kräfte, deren „Natur" stets „ganzheitlich" sei, eines rational streng durchdachten und gegliederten Begriffssystems. (Zu dessen Klarheit hat dann *Theo Herrmann,* damals noch Assistent und Schüler *Welleks*, später Mitbegründer der nomothetischen Forschungsrichtung in der Bundesrepublik, entscheidend beigetragen [40, 43]). Die Ablösung von einer rein „physikalisch-naturwissenschaftlichen" Psychologie des „Objektivismus" ist im *Krueger*-Kreise so radikal, daß Wertungen („Sein-sollen") expressis verbis Bestandteil der Theorie sind.
Ein solcher Begriff von Seele nun (hier wissenschaftlich als „Struktur" begriffen) ist der landläufig erlebten Qualität des Wortes gewiß recht nahe. Doch gerade die „Ganzheitspsychologie und Strukturtheorie" (145), zwar neben der phänomenologischen Methodik in ihrem Selbstverständnis auch der Empirie verpflichtet, ist zu keiner Zeit und von niemandem als eine psychologische Schulrichtung identifiziert worden, die so etwas wie die „*Vermessung* der Seele" auf ihre Fahne geschrieben hätte.
Es gab also in der wissenschaftlichen Psychologie Räumlichkeiten, die einem „Labor" (vgl. die mitgeteilten Definitionen) in etwa entsprachen (bei *Wundt* in Leipzig z. B.). Dort aber wurde nicht „die Seele" erforscht. Andererseits existiert in der wissenschaftlichen Psychologie ein Seelenbegriff (hier „Struktur" genannt), der seiner umgangssprachlichen Bedeutung wahrscheinlich nahe kommt. Der wiederum ist jedoch nicht im „Labor" entwickelt worden und hat infolgedessen nichts „Laborspezifisches" an sich. Mit anderen Worten: Es gibt so etwas wie die wissenschaftlich-psychologische Entsprechung des landläufigen Seelenbegriffs. In diesem Falle aber („Zweite Leipziger Psychologenschule") fehlt der Bezug zum „Labor". Das wäre sozusagen Punkt 1. In der Geschichte der

wissenschaftlichen Psychologie sind „Labore" nachgewiesen. In ihnen wurde dann allerdings nicht mit dem experimentiert, was im Alltagsjargon als „Seele" umschrieben werden könnte. Dies wäre dann Punkt 2.
Fazit: „Seele im Labor" – wenn man so will – „fand nicht statt".
Die psychologischen Institute der Gegenwart sind ohne mindestens *einen* Raum, der ausschließlich experimentellen Zwecken dient, kaum noch denkbar. Dies liegt nur zu einem Teil daran, daß die „moderne" Psychologie im wesentlichen eine empirisch orientierte Wissenschaft ist. Entscheidender dürfte sein, daß das Experiment schon immer und ohne geschichtliche Unterbrechung Bestandteil der recht jungen Disziplin war. Ein experimentelles Praktikum ist übrigens als Pflichtübung im Rahmen des Psychologiestudiums an jeder bundesdeutschen Universität vorgeschrieben.
Ist nun die Psychologie inzwischen eine Wissenschaft von der „Seele im Labor" geworden? Und stellt die Psychopathometrie dann eine entsprechende Variante dar, die es mit der „kranken Seele" zu tun hat?
Vorstellungskomplexe, Assoziationen von physiognomisch-anmutungshafter Qualität zum Reiz-(Wort) „Labor", auch Einstellungen können zwar Gegenstand wissenschaftlicher Bemühungen sein, nicht aber Wissenschaft selbst oder ein Ersatz für sie. Es ist also zunächst zu fragen, ob eine weitere Untersuchung im Zusammenhang mit dem „Labor"-Begriff überhaupt sinnvoll sein kann. Die bisherigen Ausführungen dürften zunehmend deutlich gemacht haben, daß dies nicht zu erwarten ist. Im objektiven Bezugsrahmen sind es die Vielzahl der mit dem Etikett „Labor" verbundenen unterschiedlichen wissenschaftlichen Disziplinen und damit die Komplexität methodologischer und experimentaltheoretischer Bezugssysteme, die eine Arbeit mit dem dann naturgemäß sehr unscharfen terminus technicus als nicht sinnvoll erscheinen lassen. Seine räumliche Komponente weist zudem auf die Interpretationsbedürftigkeit der hier stattfindenden Vorgänge hin, die auf ganz unterschiedlichen weltanschaulichen Voraussetzungen beruhen können. Zu allem Überfluß ist der „Labor"-Begriff noch stark subjektiv-wertend durch bestimmte „komplexqualitative" (Einstellungs-)Phänomene besetzt. Wissenschaftlich ebenso ergiebig wie im vorliegenden Zusammenhang sinnvoll ist dann schon viel eher die Explikation des Begriffs „Laborexperiment". Dieser Terminus findet sich in der Psychologie nicht nur hinreichend präzise bestimmt, er wird zudem eine zentrale Bedeutung für das Verständnis der späteren Ausführungen zum Methodologischen in der Psychopathometrie haben.
Zum „Laborexperiment" führt *G. Fischer* (27) aus: „Sehr häufig werden Experimente unter künstlich standardisierten Bedingungen, welche dem Vl maximalen Einfluß auf Randbedingungen und Ablauf des Versuchs geben, durchgeführt (Laborexperiment). Dadurch erhöht sich zwar die Präzision des Experimentes (interne Validität), jedoch sinkt die Verallgemeinerungsfähigkeit der Ergebnisse über die Grenzen der gegebenen Bedingungen hinaus (externe Validität). Aus diesem Grunde hat schon *Brunswik* (1947) die „repräsentative Variation der Versuchsbedingungen" gefordert, wie sie am besten durch Feldexperimente unter biotischen Bedingungen gewährleistet ist. Die Kunst des guten Experimentierens besteht darin, die Versuchsbedingungen nicht unnötig stark zu standardisieren, gleichzeitig aber die Exaktheit der Schlußfolgerungen zu gewährleisten und eine ausreichende Macht des Prüfverfahrens in Relation zum Versuchsaufwand zu erzielen."
Der Autor nennt anschließend 5 Techniken, die dieser Zielsetzung dienten, und zwar
1. die verstärkte Variation der UV, der Vergleich von Extremgruppen, Kombination mehrerer UV (die Primärvarianz vermag dann nicht mehr so leicht von der Sekundärvarianz überdeckt zu werden),

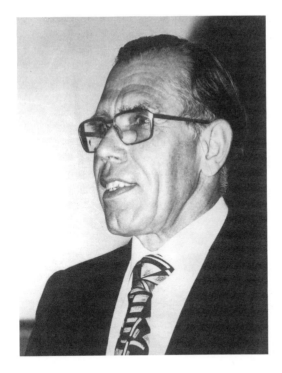

Abb. 1   *H. H. Wieck* (1918–1980).

2. die experimentelle Konstanthaltung der Versuchsbedingungen und Versuchswiederholung an denselben Versuchspersonen,
3. die Parallelisierung der Stichproben,
4. die Einführung von Kontrollgrößen (um die Grundlage für eine Verallgemeinerung der Ergebnisse zu erweitern und damit eine größere externe Validität zu erreichen),
5. die Durchführung einer Kovarianzanalyse.

Die Psychopathometrie

Die Entstehungsbedingungen

Die personelle Komponente

Der Begriff „Psychopathometrie" erscheint zum 1. Male (und zwar in seiner adjektivischen Form) 1964 im Text eines wissenschaftlichen Beitrages mit dem Titel: „Zur Dynamik des ‚amnestischen' Durchgangs-Syndroms" (152). Noch im selben Jahr findet man den Terminus technicus – wiederum adjektivisch – erstmals im Titel einer Publikation (141). In beiden Fällen waren *Hans-Heinrich Wieck* und *Karl-Heinz Stäcker* die Autoren.

Wieck (1918–1980), der 1944 an der Universität Greifswald das medizinische Staatsexamen abgelegt und mit einer tierexperimentellen Arbeit promoviert hatte, war nach

Kriegsende in seine Heimatstadt Hamburg zurückgekehrt. Im Anschluß an seine internistische Ausbildung bei *A. Jores* am Universitätskrankenhaus Hamburg-Eppendorf arbeitete er von 1946 bis 1950 als Assistent bei *Werner Scheid* an der Neurologischen Abteilung des Allgemeinen Krankenhauses Hamburg-Heidberg. Es folgte eine 14monatige psychiatrische Ausbildung bei *Kurt Schneider* in Heidelberg.
Inzwischen hatte sein Lehrer *W. Scheid* einen Ruf auf den Lehrstuhl für Neurologie und Psychiatrie in Köln erhalten. Mitte 1951, von Heidelberg kommend, wurde *Wieck* hier Oberarzt. Knappe 2 Jahre später erfolgte die Habilitation und 1959 die Ernennung zum außerplanmäßigen Professor. Zu Beginn der 60er Jahre schuf *Wieck* in der Klinik seines Chefs eine neuropsychiatrische Forschungsabteilung, die er später als Extraordinarius leitete. Vom Herbst 1957 bis zum Herbst 1958 hatte sich *Wieck* bei *H. W. Magoun* im Hirnforschungsinstitut der University of California in Los Angeles über die Methodik der Neurophysiologie informiert.
Karl-Heinz Stäcker, 1931 in Montabaur geboren, war nach einer Lehrerausbildung und der anschließenden Lehramtstätigkeit Psychologiestudent in Mainz geworden. Hier legte er 1961 bei seinem Lehrer *Albert Wellek* die Diplom-Hauptprüfung ab. Das gute Einvernehmen zwischen dem Mainzer Psychologischen Institut und der benachbarten Neuropsychiatrischen Universitätsklinik – personifiziert im besonderen durch *Nikolaus Petrilowitsch* – förderte das frühe Interesse *Stäckers* an der Psychopathologie und bahnte den weiteren Weg. *Stäcker* bewarb sich bei *Wieck* und wurde auf Empfehlung seiner Lehrer sehr schnell, im Oktober 1961, als Forschungsassistent eingestellt. Ende Februar 1964 lag seine Dissertation mit dem Titel „Ironie und Ironiker" vor.

Die situative Komponente

Hans-Heinrich Wieck wurde in der Gedenkrede seines Lehrers *Scheid* (126) als ein ganz besonders begabter Forscher gewürdigt, „unausgesetzt tätig, getragen von Hoffnungen und Plänen...". Der „einfallsreiche junge Mitarbeiter" sei schon damals, in der Heidberg-Zeit, von mehreren Wissenschaftsdisziplinen angesprochen worden. Sie hätten seine Phantasie gleichermaßen beflügelt. Bei der damaligen Ausbildung der Assistenten sei es nicht nur darum gegangen, die noch unerfahrenen Ärzte mit den diagnostischen und therapeutischen Aufgaben der Alltagsarbeit vertraut zu machen, sondern sie auch dazu anzuregen, sich mit Lust und Liebe wissenschaftlichen Aufgaben zuzuwenden. Und hierbei sei „der von originellen Ideen gleichsam übersprudelnde Oberarzt *Wieck* ein unvergleichlich anregendes und belebendes Element" gewesen.
Diese Charakteristik des „frühen *Wieck*" (der Gedenkredner bezieht sich hier auf die Jahre zwischen 1946 und 1950) kann der Verfasser, von April 1963 bis zum Tode des „Chefs" ohne Unterbrechung sein Mitarbeiter, aus eigener Erfahrung bestätigen.
Es ist dann nicht schwer zu verstehen, daß zu Beginn der 60er Jahre, also mehr als ein Dezennium nach jener „Anfangsphase", die „herkömmliche deutsche Psychiatrie" zu einer Herausforderung für den jetzt etwa 45jährigen Forscher werden mußte. Im Vitalen vom Typus der Lebendigkeit und der Expansivität, im Geistigen gekennzeichnet durch Einfallsreichtum und Intuition, zeigte sich *Wieck* auf der Willensebene als ausgeprägt leistungsstrebig. Damit waren die Voraussetzungen geschaffen, daß einem Teil seiner mit leidenschaftlichem Eifer verfochtenen Erkenntnisse der Durchbruch gelang.
Dieses („Dienst"-)Portrait wäre jedoch unvollständig, mehr als das: Es würde eines zentralen Merkmals entbehren, käme nicht noch etwas hinzu. Gemeint ist das im Wortsinne beispiellose Interesse *Wiecks* an der Medizin im weiteren, an der Neuropsychiatrie

im engeren Sinne. Dieses Primat der Medizin (die Probleme, Methoden und Befunde aller angrenzenden Fachgebiete hatten ausschließlich „dienende Funktion") stand für ihn zu keinem Zeitpunkt in Frage. Wenn es das Ethos eines Wissenschaftlers ist, sein Fach mit aller ihm zur Verfügung stehenden wissenschaftlichen Energie zu „besetzen", dann gilt für den Verfasser die Ethik des Wissenschaftlers *Wieck* als ein Vermächtnis ohne sichtbare „Konkurrenz". „Pflicht" und „Neigung" waren in der Person *Wiecks* ununterscheidbar miteinander verschmolzen. *W. Scheid* hat diesen Sachverhalt – vergleichsweise poetisch – so gefaßt: „Bei seinem eiligen Leben beschattete ihn nicht die Furcht vor dem Tode, dessen Flügelschlag er . . . nicht wahrnehmen wollte. Unvorstellbar erschienen ihm Alter und Untätigkeit" (126).

Bis Ende 1963 hatte *Wieck* bereits 55 wissenschaftliche Beiträge verfaßt. Das Themenspektrum reicht von Vitamin B_{12}-Avitaminosen und Polyneuritiden über die „allgemeine Psychopathologie" sowie das Leib-Seele-Problem bis zur Zyklothymie und zur Hypoxie nach Reizungen des Nucleus caudatus der Katze. Im besonderen waren es aber die körperlich begründbaren Psychosen, die sein Interesse geweckt hatten. Und hier gelangte er auch zu jener Erkenntnis, die, auf den entsprechenden Begriff gebracht, untrennbar mit seinem Namen verbunden ist: Während der 72. Wanderversammlung Südwestdeutscher Neurologen und Psychiater am 26. Mai 1956 in Baden-Baden hatte *Wieck* den Terminus technicus „Durchgangs-Syndrom" vorgestellt (148). Gemeint waren die durch primäre oder sekundäre Hirnbeeinträchtigung verursachten rückbildungsfähigen seelisch-geistigen Störungen auf der Wegstrecke zwischen der Bewußtseinstrübung und dem Normalzustand. (Der zuletzt genannte Begriff findet sich heute abgelöst von der präziseren Kennzeichnung: intraindividuelle bzw. ipsative Ausgangsposition vor dem Erkrankungsereignis). Der eigentliche wissenschaftlich-schöpferische Akt lag dabei selbstverständlich nicht in der Begriffsbildung. Die Etikettierung war lediglich sein knappster formalisierter Ausdruck. Schließlich hatte *P. Schröder* bereits 1915 vom „Durchgangszustand" gesprochen (130) – und daß sich im Stadium zwischen der Bewußtseinstrübung und dem „Normalzustand" psychopathologisch „etwas tut", war nicht nur *Schröder* bekannt (56). Das Neue, teils mit der Begriffsbildung selbst verbunden, teils kurz darauf folgend, läßt sich in 4 Punkten darstellen:

1. *Wieck* hatte erkannt, daß die bisherige wissenschaftliche Behandlung der Psychopathologie akuter, körperlich begründbarer Psychosen, vor allem ihrer leichten Formen, sowohl in der Theorie als auch in der Praxis unzureichend war.
2. Er vermutete richtig, daß diesem Zustand abgeholfen werden konnte.
3. Er hatte ein theoretisches Konzept.
4. Er veranlaßte die Überprüfung des theoretischen Konzepts durch empirische Untersuchungen.

Konkret, zum Durchgangs-Syndrom selbst, lieferte *Wieck* die folgenden, bis dahin nicht diskutierten Aspekte:

1. Für jenes Stadium der akuten körperlich begründbaren Psychose, das dem Normalzustand benachbart ist, erweist sich das Element der Dynamik als auffälligstes formales Kennzeichen.
2. Inhaltlich zeigen sich durchgängig die Leistungsfunktionen (wie Wahrnehmung, Aufmerksamkeit, Konzentration, Merkfähigkeit, Gedächtnis, Antrieb . . .) beeinträchtigt.
3. Die Stärke der Störung dieser Leistungsfunktion ist Ausdruck des Schweregrades der zugrunde liegenden hirnorganischen Beeinträchtigungen.
4. Da die Minderung der Leistungsfunktionen für das „Durchgangs-Syndrom" obligat ist (alles andere, z. B. depressive Reaktionen, produktive Phänomene, Negativismen sind

„symptomatologische Ausgestaltungen" und/oder auf der Basis prämorbider persönlichkeitsspezifischer Varianten interpretierbar), vermag allein auf dem Wege der Bestimmung des Ausmaßes der Minderleistungen („Achsensymptom") der Schweregrad sowohl der seelisch-geistigen Störung als auch der ihr zugrunde liegenden Hirnbeeinträchtigung festgestellt zu werden.
5. Die Schweregrade des Durchgangs-Syndroms sind objektiv quantifizierbar.

Hans-Heinrich Wieck hatte damit auf dem Gebiet der akuten, körperlich begründbaren Psychosen die Stagnation einer „Bilderpsychiatrie" überwunden. An die Stelle literarisch teilweise recht wertvoller, wissenschaftlich-psychiatrisch jedoch unergiebiger Einzelfallbeschreibungen einerseits, bis an die Grenze der Skurrilität reichender zahlloser Systematisierungsversuche andererseits („Umtopfungen") waren jetzt formale und inhaltliche Analyse, theoretische Konzepte und die Praxis der empirischen Überprüfung getreten. Konzept und Empirie des Durchgangs-Syndroms entsprachen einer Hinwendung zu den „leiseren Tönen". Dies in zweierlei Hinsicht: Einmal – in einer vergleichsweise quantitativen Komponente – handelte es sich jetzt nicht mehr um unmittelbar lebensbedrohliche Zustände. Zum anderen – in einer vergleichsweise qualitativen Unterscheidung – standen hier nicht mehr jene „knalligen" produktiven Symptome („Pluszeichen") im Vordergrund, die nach wie vor im Gewande des Sensationellen dem Laien das ambivalent erlebte Stereotyp vom „Irren" oder „Verrückten" vermitteln.
Das verständlicherweise schon lange bekannte Kennzeichen der Rückbildungsfähigkeit akuter, körperlich begründbarer Psychosen mußte jetzt aus prägnanztheoretischen Gründen – dies war zu erwarten – zur konzeptionellen Abgrenzung des Durchgangs-Syndroms von den irreversiblen Formen der körperlich begründbaren Psychosen führen (149). Hier sind es dann im wesentlichen die Defektsyndrome nach Hirnkontusion gewesen, mit deren Problematik *Wieck* auch in unmittelbarer praktischer Auseinandersetzung konfrontiert wurde. Seine Gutachtertätigkeit hatte ihm, der an Beispielen des wissenschaftlichen Dilettantismus mit besonderer Heftigkeit litt, das methodische Defizit schmerzlich vor Augen geführt. Die spätere Beschäftigung des Verfassers mit der Literatur zum Themenkreis der psychischen (Spät-)Schädigung nach gedeckten Hirnverletzungen sollte zeigen, daß *Wieck* seine Sensibilität mit wenigen anderen Fachleuten teilte (58). So hatte *W. Lindenberg* bereits 1947 in einer Arbeit mit dem Titel „Fehlbeurteilungen Hirnverletzter" auf „unerklärliche" grotesk-fehlerhafte Stellungnahmen von Ärzten verwiesen. Sie seien um so schädlicher, als dadurch nicht nur dem Begutachteten Unrecht geschehe, sondern auch eine „Prostetneurose" erzeugt werden könne. Außerdem untergrüben derartige Zeugnisse von Unfähigkeit vollends das Vertrauen zu den Ärzten (103, 104).
W. Schulte, ein weiterer Experte auf dem Gebiet der Hirnverletzungsforschung und -begutachtung, erhob 1951 verzweifelt den „Ruf nach objektiven Maßstäben" (133). *H. D. Loewer,* ein Psychologe, der 1967 mit einer empirischen Untersuchung über die seelischen Folgen nach Hirnverletzungen promoviert hatte, schrieb 2 Jahre später: „Viele Patienten bekommen übrigens die vielen über sie erstellten Gutachten, die oft einander widersprechen, über verschiedene Kanäle in die Hand und tragen sie in großen Mappen mit sich herum..." (107).
Tatsächlich hatte in der Bundesrepublik Deutschland die zunehmende Industrialisierung im Verein mit dem Ausbau der sozialpolitischen Reformen immer häufiger dazu geführt, daß sich psychiatrische und psychologische Sachverständige gezwungen sahen, ein Urteil darüber abzugeben, ob der ehemalige, wegen einer Hirnverletzung behandelte Patient jetzt, Monate oder Jahre nach der Entlassung, eine bleibende seelische Schädigung (im

Fachjargon: ein organisches Defektsyndrom) aufweise oder nicht. Wenn ja, so war die kausale Abhängigkeit von dem (zumeist Unfall-)Ereignis darzulegen und der Ausprägungsgrad des psychischen Defizits zu bestimmen. Von Extremfällen abgesehen, mußte hierbei jeder Gutachter, ob Arzt oder Psychologe, überfordert sein. Jener war auf sein Eindrucksurteil verwiesen, dieser auf Befunde von Tests, die nicht sinnvoll interpretiert werden konnten, weil sie an dem Personenkreis, über den sie zu Aussagen verhelfen sollten, nicht geeicht waren. Die nicht selten praktizierte unselige Dreigliederkette Gutachten – Gegengutachten – Obergutachten kann als Ausdruck jener sowohl wissenschaftlich als auch sozial unglücklichen Situation gelten.

Es sind mithin 2 objektive (d. h. hier: „in der äußeren Realität vorfindbare") Komponenten gewesen, die damals einen jungen, im höchsten Maße wissenschaftlich interessierten, anspruchsvollen und unbekümmert vorwärtsstürmenden ärztlichen Forscher wie *Hans-Heinrich Wieck* fast zwangsläufig die grundsätzliche Bedeutung des Methodischen erkennen lassen mußten: 1. Die vergleichsweise „leisen Töne" des Durchgangs-Syndroms verlangten bereits konzeptionell ein sensibles Instrument des Aufweises, der Darstellung und vor allem des Nachweises solcher Störungen. 2. Der in seiner sozialen Auswirkung außerordentlich schädliche wissenschaftliche Dilettantismus auf dem Gebiet der psychiatrisch-psychologischen Gutachtertätigkeit bei Hirnverletzungen verlangte nach methodischer Strenge.

Methodische Kentnisse aber, die für die Neuropsychiatrie nutzbar gemacht werden konnten, wurden in Psychologischen Instituten vermittelt. Auch dies war *Wieck* bekannt. Der „frisch gebackene" Diplom-Psychologe *Karl-Heinz Stäcker* ist dem „aufstrebenden" medizinischen Wissenschaftler *Wieck* jedoch keineswegs nur ein „Methodentechniker" gewesen. Einmal hatte sich *Stäcker* durch eine – im Mainzer Institut durchaus nicht selbstverständliche – phänomenologische Diplomarbeit als Schüler seines Lehrers *Wellek* ausgewiesen; zum anderen verstand sich *Wieck* in der Berufung auf *Hegel*, *Husserl* und vor allem *Nicolai Hartmann* als „wesensverwandt" mit dem psychologischen Phänomenologen *Albert Wellek* einerseits, mit dem die *Welleksche* Strukturpsychologie für entscheidende Teile seines Werks nutzenden Psychiater *Nikolaus Petrilowitsch*, dem medizinischen Lehrer *Stäckers*, andererseits (113–116). *Stäcker* ist sicherlich von Beginn an auch ein philosophischer und psychologisch-geisteswissenschaftlicher Anreger *Wiecks* gewesen. Ein Beitrag mit dem Titel „Gestalttheoretische Probleme in der Psychiatrie" (151) legt davon Zeugnis ab. Für einen Positivismus welcher Schattierung auch immer fehlten also von vornherein alle Voraussetzungen. Das vermag allerdings nur jener zu übersehen, dem hier entweder die philosophische Bedeutung von Phänomenologie (in Verbindung mit den oben genannten Namen) und Positivismus nicht geläufig ist, oder dem dort die personellen Voraussetzungen für das Entstehen der Psychopathometrie unbekannt sind.

Methoden und methodologische Grundlegung

Der 1. Schritt im Vorfeld der 5 Jahre später so genannten Psychopathometrie war 1959 getan worden (4). *Felix Böcker*, Doktorand *Wiecks*, hatte ein testartiges Verfahren zusammengestellt, das mit 13 Aufgaben den Schweregrad des Durchgangs-Syndroms feststellen und seine Abgrenzung von der Bewußtseinstrübung vornehmen sollte. Die Eichung war an einer sehr kleinen Stichprobe Normaler vorgenommen worden. Je nach Ausmaß des Überschreitens des jeweiligen negativen Extrems in der Kontrollgruppe

Bereich der Punktsummenwerte	Klinisches Schweregradstadium	
1– 7	Leichtes	⎫
8–14	Mittelschweres	⎬ DS
15–24	Schweres	⎭
25 (bis 43)	Bewußtseinstrübung	

Tab. 1 Eichungsschema des Durchgangs-Syndroms DS von *Böcker* 1959 (5).

wurde jede Aufgabenbearbeitung mit 1 bis 3 („Minus"-)Punkten verschlüsselt. Ihre Summe stellte den Gesamtpunktewert dar. Die wenige Jahre später erfolgende Zuordnung von (Minus-)Punktesumme und klinischen Schweregradstadien zeigt die Gliederung in Tabelle 1 (5,29).
Innerhalb des Stadiums der Bewußtseinstrübung wurden analog 3 Schweregradformen unterschieden. Die Bewußtlosigkeit war durch den Punktwert 44 gekennzeichnet. Dies ergab sich daraus, daß, je nach der Fähigkeit des Patienten, noch Sätze oder Worte zu bilden, eine entsprechende „Aufstockung" über das ideal-negative Extrem von 13 mal 3 = 39 (Minus-)Punkten erfolgte. In einer deskriptiven Interpretation waren Antrieb (Beispiel: 48 Farbplättchen „farbzugehörig" in ein Brett mit verschiedenfarbigen Vertiefungen einordnen), Merkfähigkeit (Beispiel: eine vorgesprochene Zahl unmittelbar wiederholen), Aufmerksamkeit, Konzentration, Gedächtnis und Wahrnehmung die hier geprüften Funktionen. Perseverationen sowie Konfabulationen wurden registriert und gingen – sozusagen nebenbei – in die Aufgabenpunktewertung mit ein, wenn sie in bestimmten definierten Zusammenhängen aufgetreten waren.
Dieses „Urverfahren" zur Registrierung des Schweregrades einer reversiblen, körperlich begründbaren Psychose, in einer Klinik von einem Medizinstudenten Ende der fünfziger Jahre entwickelt, entbehrte verständlicherweise wesentlicher in der Psychologie geforderter kontrollierender Untersuchungen sowohl im Vorfeld der Konstruktion als auch nach seiner ersten Fertigstellung. Als „bahnbrechendes" Instrumentarium zur Quantifizierung der seelischen Störungen bei rückbildungsfähigen körperlich begründbaren Geisteskrankheiten ist seine Bedeutung allerdings nicht mehr zu unterschätzen.
Die empirisch-statistischen Befunde auf der Grundlage des *Böcker*-Verfahrens waren zunächst frei von jeder „Methodenraffinesse". Man beschränkte sich auf Berechnungen von Mittelwert und Streuungsmaßen, überprüfte Stichprobendifferenzen auf Signifikanz und ermittelte Korrelationskoeffizienten. 2 Befunde aus jener Frühzeit haben ihre Aktualität bis heute nicht verloren:

1. Die Zusammenhänge zwischen dem Blutbarbituratgehalt (somatische Variable) und dem Störungsgrad der seelisch-geistigen Leistungsfähigkeit (psychopathologische Variable) sind intraindividuell sehr eng (r nahe 1,0), interindividuell jedoch nicht sicherbar (6).

2. Wenn Hirntumore zu psychopathologischen Erscheinungen im Sinne reversibler körperlich begründbarer Psychosen führen, dann stehen das Ausmaß der durch den Tumor verursachten Hirndurchblutungsstörung (operationalisiert in der serienangiographisch ermittelten Verlangsamung der zerebralen Zirkulationszeit) und der Schweregrad der

seelisch-geistigen Beeinträchtigung in einem sehr engen, statistisch gut sicherbaren Zusammenhang (31).
Die methodologische Grundlegung der Psychopathometrie geschah am 8. 5. 1974 anläßlich des Internationalen Kongresses über Psychopathologie in Bratislava, CSSR (60). Eine ergänzende und vertiefende Darstellung, die im besonderen die Beziehungen zwischen dem kritischen Rationalismus *Poppers* und der nomothetischen Psychologie berücksichtigt, erfolgte wenig später (61).
Psychopathometrie meint „die objektiv verbindliche Messung der Störungsgrade psychopathologischer Erscheinungen" (60).
Die Wendung „psychopathologische Erscheinung" enthält 2 Elemente, von denen das 1. 2 zu unterscheidende Bereiche einschließt und das 2. Element sich am Kontrast präzisieren läßt. So deckt das Adjektiv „psychopathologisch" einmal all jenes seelisch Abnorme, das im Sinne *Kurt Schneiders* „körperlich begründbar" ist (128). Zum anderen umfaßt es auch das biographisch, erlebnispsychologisch ableitbare Fehlverhalten. Im 1. Falle handelt es sich um somatisch-kausal bedingte psychische Beeinträchtigungen, im 2. Falle um Neurosen bzw. Psychopathien (die Begriffe werden hier synonym verwendet). Das Substantiv „Erscheinung" verweist auf das Phänomen, auf Sichtbares, Beobachtbares, vielleicht Meßbares, nicht auf Ursächliches im Sinne des kausal zu Grunde liegenden (das ist die „Krankheit", vgl. oben). „Erscheinung" heißt 2., daß nicht – dies gilt für den Fall der biographisch ableitbaren Fehlformen (Neurosen, Psychopathien, vgl. oben) – auf die das Verhalten bedingende psychische Struktur verwiesen wird. Daraus folgt u. a., daß innerhalb der Psychopathometrie keine medizinischen Diagnosen gestellt werden (61, 64). Es gilt vielmehr – im Falle einer Krankheit nach der ärztlichen Diagnose – Störungs- bzw. Schädigungsgrade von Erscheinendem, also Merkmale oder Symptome, zu „messen", d. h. Individuen zuzuorden, deren Positionen dann hinsichtlich der Ausprägung jener Zeichen auf einer geeichten und normierten Skala durch einen Zahlenwert festgelegt sind. Die psychologischen Testbefunde und ihre Deutungen können dem Arzt eine u. U. entscheidende diagnostische Hilfe sein. Sie sind jedoch niemals die Diagnose selbst, solange man voraussetzt, daß sich diese Komponente ärztlicher Tätigkeit auf ein Organ bezieht (64). Diagnostik (Aufgabe des Arztes) und Psychodiagnostik (Aufgabe des Psychologen) sind also zu unterscheiden (64, 66).

Das Kennzeichen der objektiven Verbindlichkeit ist in der Begriffsbestimmung der Psychopathometrie das wichtigste Element. Es hat hier zunächst die aus der klassischen Testtheorie bekannte Bedeutung der intersubjektiven Übereinstimmung, verweist aber sodann auf jene Konsequenzen, die sich aus dem Terminus technicus der „operationalen Definition" (7) ergeben. Mit der Begriffsfassung „Psychopathometrie" wird schließlich noch unterstellt, daß die psychopathologischen Erscheinungen sich von psychologisch bedeutsamen Ereignissen, Merkmalen und Gegenständen in einer Weise unterscheiden, daß sich daraus Folgen für Forschung und Praxis ergeben. Auf diesen Aspekt wird noch zurückzukommen sein.
Wissenschaftsmethodisch leitet sich die Psychopathometrie von den Gemeinsamkeiten der nomothetischen Psychologie und dem kritischen Rationalismus *Poppers* ab (41, 60, 61).

Demzufolge gilt (hier skizziert zusammengefaßt):

1. Alle Aussagen müssen objektiv überprüfbar sein.

Die wissenschaftlichen Sätze sind so zu formulieren, daß sie intersubjektiv kontrollierbar werden. Dies setzt eine objektive Beobachtungsmethode (i. allg. einen Test) voraus.

Damit ergeben sich 2 Vorteile:

a) Durch ein operationales Definieren des Aussagegegenstandes sind die entscheidenden Kommunikationsinhalte (Begriffe) eindeutig und überschaubar geworden.
b) Eine Befreiung vom Vorverständnis ist möglich.

2. Das Verifikationsprinzip ist ersetzt durch das Falsifikationsprinzip.
Weil zur Überprüfung einer gesetzhaften Aussage nicht alle beobachtbaren Tatsachen (empirische Sachverhalte) herangezogen werden können, bedarf es nur *eines* nachweisbaren Gegenbefundes, um das behauptete Gesetz zu widerlegen („falsifizieren"). Je mehr Falsifikationsversuchen ein Postulat widerstanden hat, also jedesmal nachweisbar als nicht falsch ausgewiesen wurde, um so besser hat es sich bewährt. Umgekehrt: Ebenfalls durch „Basissätze", d. h. durch intersubjektiv verbindliche (objektive) Aussagen über beobachtbare Ereignisse in bestimmten Raum-Zeit-Gegebenheiten, vermag Falsches, als falsch erkannt, eliminiert zu werden und auf diese Weise ebenfalls Wissen zu rechtfertigen. Allgemein gilt: Es ist nachzuweisen, daß die Lösungsversuche bisher aller Kritik objektiv nachweisbar standgehalten haben. Dabei wird eingeräumt, daß sämtliche theoretisch gewonnenen und theoretisch überprüften Aussagen nur von provisorischem Charakter sind.

3. In der Praxis der mit probalistischen Modellen arbeitenden nomothetischen Psychologie verläßt man den eben beschriebenen Boden der deterministischen Überprüfung von Hypothesen. Die Stichprobenstatistik kalkuliert Abweichungen des Stichprobenwertes vom wahren Wert von vornherein mit ein (vgl. „Stichprobenfehler", „Standardmeßfehler"). Ein anderes Ergebnis als das vorherige braucht dieses also nicht zu widerlegen (falsifizieren). Nun genügt es aber nicht – wie man voreilig denken könnte –, einen Beobachtungssatz dann als falsifiziert zu betrachten, wenn sich beispielsweise ein empirischer Befund von einer Abweichung über den Stichprobenfehler hinaus ergibt. Dies liegt daran, daß beliebig große (unsystematische) Abweichungen von der theoriespezifisch erwarteten Datenstruktur *zufällig* auftreten können (61). *Th. Herrmann* (41) fordert daher, die „gemeinsprachlichen quantifizierenden Terme stochastischer Aussagen" so strikt zu bestimmen, daß eindeutig sei, wann der empirische Befund mit dem Satzinhalt nicht mehr vereinbar ist. Alle hier anknüpfenden Diskussionen, in erster Linie die Ausführungen *Holzkamps*, *Herrmanns* und *Werbiks* zum „Exhaustionsprinzip" (61) ändern nichts daran, daß das Grundpostulat der Widerlegbarkeit auch für stochastische Aussagen gilt (61).

Aus dem hier in 3 Punkten dargestellten, für die Psychopathometrie verbindlichen Kanon der wissenschaftsmethodischen Grundlagen der nomothetischen Psychologie folgt für die Handlungsebene dreierlei (41):

1. Es werden gesetzesförmige Aussagen aufgestellt (d. h. Aussagen über funktionale und korrelative Zusammenhänge formuliert).
2. Daraufhin sind nachprüfbare Vorhersagen zu liefern.
3. Diese finden sich in theoretische Begründungszusammenhänge eingebettet.

Die Praxis

Wirksamkeit des Erlanger Arbeitskreises

Hauptarbeitsgebiete, thematische Schwerpunkte, statistische Methoden, vorläufige Bilanz*

Die Hauptarbeitsgebiete des Erlanger Forscherkreises lassen sich in 6 Bereiche gliedern:
- Wissenschaftstheoretische und methodologische Erörterungen (60, 61) sowie methodische und terminologische Überlegungen, die sich mit der Messung psychopathologischer Phänomene ergeben (19, 20, 33, 52, 62, 64, 67, 71, 72, 76, 81, 84, 86, 87, 91, 93, 95, 97, 98, 100, 123, 150).
- Entwicklung von Tests (18, 34, 35, 61, 73, 83, 88, 90, 94)
- Informationstheoretische Grundlagenstudien zur Entwicklung einer differentiellen Informationspsychologie (75, 92, 99)
- Nutzbarmachung informationstheoretischer Modelle für die Messung psychopathologischer Phänomene (74, 82)
- Vermittlung von Kenntnissen über den Umgang mit und die Handhabung von Bildschirmtexten und Kleincomputern (80)
- Grundlagen- und klinische Studien zur Ermittlung von Evaluationsmöglichkeiten therapeutischer Meßverfahren (16, 22, 32, 88)

Die thematischen Schwerpunkte liegen in Forschungen
- zum Defektsyndrom nach Hirnkontusion (58, 61, 62)
- zum reversiblen Syndrom bei körperlich begründbaren Psychosen (17, 18, 19, 20, 39, 57, 70, 88, 89, 91, 95)
- zur Trennbarkeit reversibler und irreversibler Syndrome körperlich begründbarer Psychosen (56, 57, 59, 63, 65)
- zu geriatrischen und prägeriatrischen Aspekten, im besonderen zur zerebralen Insuffizienz (28)
- zur Alters- und Erwachsenenpädagogik (78)
- zur Verbesserung der Kommunikation zwischen Arzt und Patient, Arzt und Medien (79)
- zur Bedeutung der präoperativen Angst, zu ihrer Messung und Verarbeitung (34, 35)
- zur Adipositas (21).

Von den bekannten statistischen Prüf- und Analyseverfahren fanden u. a. Verwendung (vgl. im übrigen S. 104–109):
- Chi^2, *Wilcoxon*-, A-, U- (*Mann* u. *Whitney*-), t-, F-Test
- *Guttman*-Skalierung
- Faktorenanalysen (im wesentlichen die Hauptkomponentenanalyse nach H. *Hotelling* und die Analyse auf der Basis von Phi[G]-Koeffizienten)
- Kanonische Korrelationsanalyse
- Multiple Regressionsanalyse
- Kovarianzanalyse

---

* Die hier folgenden Literaturangaben verweisen jeweils auf besonders exponierte Beispiele.

- Konfigurationsfrequenzanalyse
- Pfadanalyse (einschl. Partialkorrelationen)
- Diskriminanzanalyse.

Die vorläufige Bilanz weist etwa 130 wissenschaftliche Publikationen auf, die als Ergebnis einer im engeren Sinne psychopathometrischen Forschung gelten können. Hinzu kommen mehr als 20 Dissertationen, deren Befunde (noch) nicht veröffentlicht sind. Von 11 Meßverfahren, die inzwischen entwickelt wurden (zur Literatur vgl. weiter vorn), sind 7 bereits im Handel, 4 noch im Druck. Eingegangen sei an dieser Stelle allein auf den Syndrom-Kurztest (18), der, in Verbindung mit dem Mehrfachwahl-Wortschatz-Intelligenztest B (73), beispielhaft Besonderheiten, Präzision, rasche Verbreitung und Bedeutung psychopathometrischer Prüfinstrumente demonstriert. So findet sich dieses Verfahren, das der Quantifizierung psychischer Leistungsdefizite bei reversiblen körperlich begründbaren Psychosen dient, gegenüber seiner Vorgängerform, der *Böcker*-Methode (vgl. S. 94–97) in 5 Punkten revidiert. Der Syndrom-Kurztest (SKT) ist
- in der Testanweisung standardisiert,
- intelligenz- und alterskorrigiert,
- in 5 Parallelformen vorrätig,
- infolge seiner Kürze (maximale Abnahmezeit: 10 min) weniger artefaktgefährdet,
- „patientengerecht" (d. h. im Material und in der Handhabung bettlägerigen, u. U. mit Tropfinfusionen behandelten Kranken angemessen).

Der SKT war zunächst auf der Grundlage der Protokolle von 625 Ersttestungen provisorisch geeicht und normiert worden. Die Bestimmung der Ausfallspunkte (hier: Wertpunkte als standardisierte Rohpunkte) erfolgte nach Maßgabe des für jeden Subtest ermittelten optimalen „cutting point" zwischen Normalpersonen und Patienten mit klinisch gesichertem Durchgangs-Syndrom (18). 6 Jahre später wurde der Test dann an 10 Stichproben von Patienten – 338 Männer und 272 Frauen im Alter von 19 bis 93 Jahren – unter Verwendung moderner Methoden normiert und auf seine Testgütekriterien hin untersucht (3, vgl. auch S. 104–109).

Der SKT hat inzwischen in zahllosen Untersuchungen und wissenschaftlichen Studien außerhalb des engeren psychologischen Arbeitskreises der Erlanger Universitäts-Nervenklinik (früher) und der Psychiatrischen Universitätsklinik (heute) Verwendung gefunden (37, 131, 132). Gegenwärtig wird an entsprechenden Stellen überprüft, ob der Syndrom-Kurztest als Grundlagenverfahren zu Wirksamkeitsnachweisen medikamentöser Behandlung in der Bundesrepublik Deutschland gewählt werden kann.

Hängt dort die Entscheidung von bestimmten Gremien ab, so ist hier, bei 4 fundamentalen Erkenntnissen der Psychopathometrie, die Logik exakter Messungen im Bereich der klinischen Psychopathologie das alleinige Kriterium. Demzufolge gilt (vgl. 23, 61, 64, 66):

1. Tests müssen an dem Syndrom aufgabenanalysiert, geeicht und normiert sein, zu dessen Merkmalen (Symptomen) sie Aussagen machen.
2. Tests müssen grundsätzlich „noxenspezifisch" angelegt sein. (Dies gilt bis zu dem theoretisch begründeten und empirisch bestätigten Nachweis, daß sich die registrierten Symptome der betreffenden unterschiedlichen Noxen nicht voneinander unterscheiden.)
3. Bei Untersuchungen zu den Folgen einer Krankheit auf psychische Bereiche ist neben den Moderatorvariablen Alter und Intelligenz nach Möglichkeit der Schweregrad von Noxe und Syndrom miteinzubeziehen.
4. Neben dem aus den bisherigen Forderungen (1 bis 3) ableitbaren umfangreichen „Negativkatalog", der im Experiment zu berücksichtigen ist, wird erwartet, daß über die Stichprobendaten umfassende und exakte Informationen geliefert werden. Dazu zählen

im wesentlichen die Angaben über Alter, Intelligenz, Geschlecht, Noxe bzw. Krankheit (Diagnose), evtl. noch Beruf sowie Schweregrad und Dauer der Krankheit. Nur auf der Grundlage dieser Mitteilungen ist eine sinnvolle Interpretation der Befunde empirisch-wissenschaftlicher Studien über psychopathologische Sachverhalte möglich.

Institutionelle Zusammenarbeit und Kontakte über die engeren Landesgrenzen hinaus

Von der Kooperation mit Erlanger medizinischen Institutionen abgesehen (z. B. Chirurgische Klinik, Institut für Humangenetik und Anthropologie, Institut für Arbeits- und Sozialmedizin, Bezirkskrankenhaus . . .), bestehen enge wissenschaftliche Beziehungen zu folgenden Einrichtungen:
– Abteilung für Neurologie der Universität Kiel (Direktor: Prof. Dr. *D. Soyka*)
– Klinik für Neurologie in Wien (Direktor: Prof. Dr. *Tschabitscher*)
– Abteilung für klinische Pharmakologie in der Inneren Medizin der Universität Heidelberg (Direktor: Prof. Dr. *E. Weber*)
– Institut für Arbeitsmedizin der Freien Universität Berlin (Leiter: Prof. Dr. *G. Schäcke)*
– Fachklinik Klausenbach (Chefarzt: Prof. Dr. *B. Fischer*)
– Lehrstuhl für Alterspädagogik der Erziehungswissenschaftlichen Hochschule Koblenz (Leiter: Prof. Dr. *H. Loddenkemper*)
– Lehrstuhl für Geriatrie der Universität Frankfurt und LVA-Kliniken Bad Soden (Direktor: Prof. Dr. *E. Böhlau*)
– Institut für Kybernetik Paderborn (Direktor: Prof. Dr. *H. G. Frank*)
– Labor für Sensomotorik der Universität Bremen (Leiter: Prof. Dr. *D. Ungerer*)
– Betriebseinheit für Didaktik der Physik der Universität Frankfurt/M. (Lehrstuhlinhaber: Prof. Dr. *K. Weltner*)
– Psychiatrische Universitätsklinik Innsbruck (Leitender Oberarzt: Priv.-Doz. Dr. *H. Schubert*)
– Bezirkskrankenhäuser Mainkofen, Bayreuth und Ansbach.

Auch über die engeren Landesgrenzen hinaus sind psychopathometrische Beiträge des Erlanger Arbeitskreises auf z. T. großes Interesse gestoßen. Ausdruck dieses Sachverhalts sind u. a. Einladungen zu Vorträgen. Gastgeberangebote dieser Art liegen aus Holland, Belgien und der Schweiz, aus Polen, Bulgarien, aus der CSSR und der UdSSR vor, weiterhin aus England, USA, Argentinien, Peru und Kuwait.

Eigenständige, vom Erlanger Arbeitskreis unabhängige Aktivitäten

Im folgenden ersparen wir uns Hinweise auf psychopathometrische Untersuchungen, wie sie im von uns verstandenen Sinne, doch ohne unmittelbare Beteiligung eines Erlanger Mitarbeiters, durchgeführt wurden und werden (vgl. hier vor allem die entsprechenden jährlichen Kongreßbeiträge). In diesem Abschnitt soll auch nicht davon die Rede sein, daß hier oder dort, in einem Vortrag oder in einer wissenschaftlichen Veröffentlichung – zuweilen vielleicht ein wenig gedankenlos, möglicherweise aber auch aus einer „biographischen Verflechtung" mit dem Erlanger Kreis ableitbar – der Begriff „Psychopathometrie" erscheint. Gewiß gibt es das – und ebenso gewiß ist die Legitimität eines solchen Ereignisses. Doch kann es an dieser Stelle keine weitere Aufmerksamkeit beanspruchen. Schwerer muß die nachweisbare Tatsache wiegen, daß Wissenschaftler, die schon längst – wie es heißt – „einen Namen haben", unabhängig von spezifischen Einflüssen der

Erlanger Psychopathometrie den neuen Terminus technicus verwenden. So wäre im Falle des Arztes und Psychologen *G. A. Lienert* (z. B. 102), der hierzulande als Pionier der klassischen Testmethodik gilt und entsprechend bekannt ist, auch nur der Verdacht einer „mangelnden Übersicht" oder gar eines „Profilierungsstrebens" absurd. Dasselbe dürfte – wenn auch, zugegeben, in einem ganz anderem Zusammenhange – für *U. H. Peters* gelten, der den betreffenden Begriff in die 2. Auflage seines Wörterbuchs der Psychiatrie und Medizinischen Psychologie (112) aufgenommen hat. Des weiteren ließ er als Herausgeber des 10. Bandes einer Enzyklopädie den ebenfalls bekannten Arzt und Diplom-Psychologen *D. v. Zerssen,* Leiter der Psychiatrischen Abteilung des Max-Planck-Instituts für Psychiatrie in München, einen Beitrag mit dem Titel „Psychopathometrische Verfahren und ihre Anwendung in der Psychiatrie" (155) schreiben. Auf ihn soll am Ende dieses Abschnitts noch kurz eingegangen werden.

Inzwischen liegt eine weitere psychopathometrische Arbeit von *D. v. Zerssen* vor – mit *H. H. Möller* als Erstautor (111). *Möller,* habilitierter Oberarzt an der psychiatrischen Klinik der TU in München, war bereits 1976 mit einem verdienstvollen Beitrag zur methodologischen Problematik seines Fachs hervorgetreten (110). Obwohl er damals weder das Wort „Psychopathometrie" erwähnte, noch auf die entsprechenden Ansätze des Kölner oder Erlanger Arbeitskreises einging, decken sich seine wissenschaftlichen Interessen und Absichten völlig mit unseren. Zum Beweise sei hier aus der beherzigenswerten Einleitung des *Möller*schen Werkes des 1. Teils zitiert:

„Vergleicht man die Psychiatrie mit anderen medizinischen Disziplinen – dieser Vergleich bietet sich an, da ja die Psychiatrie bis vor kurzem ausschließlich als Spezialdisziplin der Medizin aufgefaßt wurde –, so muß man feststellen, daß die Psychiatrie bisher kaum dieselben bahnbrechenden Erfolge erzielte wie andere Fachgebiete der Medizin. Verantwortlich für diese deprimierende Situation der Psychiatrie mag einerseits die Komplexität des untersuchten Objektbereiches sein, andererseits hat aber sicherlich ein Mangel an methodenkritischer Reflexion zu dieser relativen Erfolglosigkeit der Psychiatrie beigetragen.

In vielen Bereichen der Psychiatrie, wir denken hier u. a. an die psychodynamischen Richtungen (z. B. die psychoanalytischen Theorien), ist es bis heute nicht gelungen, den in den Realwissenschaften üblichen methodologischen Standard zu erreichen. Dieser Mangel wird häufig mit dem Argument, die realwissenschaftliche Methodik sei für weite Bereiche der Psychiatrie inadäquat, beschönigt. Man macht also aus der Not eine Tugend. Derartige Apologien hat es in der Geschichte der Wissenschaften häufiger gegeben. Man denke z. B. an den Vitalismus und Neovitalismus in der Biologie. Die von der Komplexität biologischen Lebens überforderten Wissenschaftler betonten, hier sei mit naturwissenschaftlicher Methodik nicht weiterzukommen, hier seien Entitäten (Wesenheiten) am Werk, die mit naturwissenschaftlicher Methodik nicht erfaßbar seien (vgl. *H. Driesch* 1922 und 1928). Hätte sich diese Position durchgesetzt, wären wohl die Fortschritte der modernen Biologie und Medizin niemals eingetreten. Mit einer solchen Einstellung hätte man z. B. schon vor Jahrzehnten die biologische Erforschung bestimmter Schwachsinnsformen, die heute als stoffwechselbedingt nachgewiesen sind, blockieren können, hätte somit vielen Menschen ein leidvolles Leben beschert, die jetzt durch diätetische Prophylaxe ein besseres Schicksal erwartet.

Wenn wir in diesem Buch einige Richtungen der Psychiatrie besonders kritisch erwähnen, so nicht in der Absicht, diese Ansätze zu diskreditieren und die somatisch, also auf Erforschung körperlicher Ursachen, ausgerichtete (biologische) Psychiatrie als einzige Möglichkeit von Psychiatrie zu inthronisieren. Grundsätzlich akzeptieren wir, daß man sich der Erforschung psychischer Störungen von verschiedenen Ausgangspositionen fruchtbringend nähern kann und muß. Demgemäß ist ein theoretischer Pluralismus, der sowohl biologische und psychopharmakologische als auch psychologische, psychoanalytische, soziologische, verhaltenstheoretische, kommunikationstheoretische und andere Aspekte psychischer Störungen integriert, unbedingt wünschenswert. Alle Forschungsansätze sind gerechtfertigt, soweit diese die Psychiatrie ihrem Ziel, der Behandlung psychischer Störungen, näher bringen. Dieses Ziel kann, wie wir noch genauer ausführen werden, nur erreicht werden, wenn sich alle Forschungsansätze bemühen, prinzipielle Grundsätze realwissenschaftlichen Vorgehens, die wir näher erläutern werden, einzuhalten. Dies ist genau der Punkt, an dem einerseits die Integration der verschiedenen theoretischen Ansätze in der Psychiatrie und damit eine Aufhebung der Zersplitterung in sich bekämpfender „Sektierergruppen" möglich ist, andererseits aber auch der Punkt, an dem sich die Geister scheiden; denn die Ablehnung dieser Prinzipien scheint uns unvereinbar mit den Zielsetzungen der Psychiatrie."

Über die Grenzen der Bundesrepublik hinaus hat die neue Erlanger Forschungsrichtung* vor allem in der DDR festen Fuß gefaßt. Diese ganz besonders – weil nicht nur wissenschaftlich – erfreuliche Tatsache ist in erster Linie dem Diplom-Psychologen *E. Littmann* von der Nervenklinik des Bereiches Medizin (Charité) der Berliner Humboldt-Universität zu danken. *Littmann,* der seinen neuesten Aufsatz mit „Psychopathometrische Methoden zur Erfassung der Bewußtseinslage bei Patienten mit hirnorganischen Erkrankungen (106) überschrieben hat, muß als einer der besten Kenner nicht nur der „gesamtdeutschen" klinisch relevanten Psychodiagnostik gelten (vgl. hier auch sein Übersichtsreferat von 1975 [105]). *Littmanns* Praxiserfahrung und Praxisorientierung einerseits, die grundsätzlich methodische Ausrichtung und seine begriffliche Schärfe andererseits wirken wiederum befruchtend auf die neue Forschungsrichtung zurück.

Doch, wie bereits angekündigt, noch ein Wort zum Enzyklopädiebeitrag *v. Zerssens* zur Psychopathometrie.

Dem Titel dieses Aufsatzes gemäß (155) liegt sein Schwergewicht im Praktischen. Auf wissenschaftstheoretische Erörterungen wird ganz verzichtet, methodologische Probleme finden sich nur gelegentlich gestreift. Der Autor kommt allerdings nicht umhin, eine Begriffsbestimmung der Psychopathometrie zu liefern. Hierbei weist er seine Eigenständigkeit und Unabhängigkeit vom Erlanger Arbeitskreis nach.

D. v. Zerssen wendet den Terminus technicus Psychopathometrie, den er richtig mit *Stäcker* und *Wieck* in Zusammenhang bringt, „auf alle Arten einer quantifizierenden Erfassung psychopathologischer Phänomene" an. „Dementsprechend", so heißt es weiter, „rechnen wir zu den psychopathometrischen Verfahren alle Untersuchungsmethoden, die für diese Aufgabe eingesetzt werden, unabhängig davon, ob es sich um Schätzverfahren oder um objektive Meßmethoden im engeren Sinne handelt, ob die betreffenden Verfahren auch im normalpsychologischen Bereich angewendet werden bzw. ob sie im klinischen Bereich (auch) zur Diagnosestellung Verwendung finden" (155).

Der Psychopathometriebegriff des Erlanger Arbeitskreises ist enger gefaßt. Dies läßt sich einmal bereits nachlesen (vgl. S. 94–97), zum anderen wird der Unterschied im folgenden noch deutlicher werden, weil er in einen jeweils konkreten Bezugsrahmen gebracht ist (vgl. die 5 Beispiele S. 107–108). Wenn man so will: Der Erlanger Terminus technicus ist mit anspruchsvollen Forderungen verknüpft. Um dies an einem Beispiel zu demonstrieren:

---

* *K. Koehler,* damals in Homburg/Saar, sprach von der „Erlanger Schule" (69).

Die auf S. 94–95 vorgestellte *Böcker*-Methode gilt für uns lediglich als Vorläuferverfahren des bereits erläuterten psychopathometrischen Syndrom-Kurztest (SKT). Was dieses Verfahren von jenem unterscheidet, so daß es als psychopathometrisches gelten kann, ist dort ebenfalls erklärt.

Nun handelt es sich bei dem im vorliegenden Aufsatz vermittelten Kanon der Psychopathometrie zweifellos um vom jeweiligen Abstraktionsgrad der Formulierungen abhängige mehr oder weniger idealtypische Konstruktionen. So werden in der Praxis beispielsweise die weitaus meisten in klinischen Einrichtungen (und nicht nur dort) tätigen Psychologen weder „rein nomothetisch" noch „rein idiographisch" arbeiten. Doch kann als wahrscheinlich gelten, daß sich ein Großteil von ihnen mehr an dieser oder an jener Wissenschaftsrichtung orientiert, eher methodenkritisch verfährt oder recht sorglos mit Methoden umgeht, die Aussagen vorzugsweise auf empirisch nachweisbare und objektive Befunde beschränkt oder regelhaft ausdehnt auf intersubjektiv nicht überprüfbare Sachverhalte. Die zuweilen vernehmbare Mitteilung, man stehe insofern „genau in der Mitte", als man „gleichberechtigt" beiden Methoden, der empirischen („naturwissenschaftlichen") ebenso wie der phänomenologischen („geisteswissenschaftlichen") denselben Rang einräumt, gibt selbstverständlich nur dann einen Sinn, wenn die Aussage nicht quantitativ sondern qualitativ gemeint ist. Dann aber befindet man sich auf einer neuen (anderen) Dimension, die erst einmal theoretisch zu begründen wäre. Auf dieses Problem wird im Schlußkapitel noch einmal kurz einzugehen sein.

Wenn *v. Zerssen* seine weite Fassung des Psychopathometriebegriffs u. a. damit begründet, daß nun einmal „viele quantitative Testverfahren sowohl im psychopathologischen wie im normalpsychologischen Bereich eingesetzt" würden, und daß „die Beurteilung psychopathologischer Phänomene anhand sogenannter Schätzskalen ... einen Übergang zwischen dem intuitiven klinischen Vorgehen und der Anwendung objektiver Meßinstrumente" darstelle (155), dann ist dies durchaus legitim. Der Autor bringt hier 2mal den Terminus technicus in Verbindung mit einem Ist-Zustand. Im Gegensatz zu diesem Psychopathometriebegriff jedoch, der vergleichsweise statisch ist, enthält der Terminus technicus, wie er im Erlanger Arbeitskreis verstanden wird, offenbar mehr dynamische Elemente. Sie sind in einem Katalog entsprechend begründeter Forderungen enthalten, die, wo nicht bereits erfüllt, so doch einer Erfüllung nähergebracht werden konnten (vgl. vor allem S. 98–100, 104–109). Gerade im interdisziplinären Bereich, wo die Gefahren des Dilettantismus sich vorzugsweise einstellen, sollte meines Erachtens die methodische Sorglosigkeit als schädlich erkannt und nachdrücklich beim Namen genannt werden. Im Zusammenhang mit theoretischen und empirischen Begründungen scheint uns in der Verfolgung dieses Anliegens der Erlanger Psychopathometriebegriff recht konstruktiv zu sein (wie sich im übrigen auch aus der Resonanz ergibt, vgl. S. 100).

Als Korrelat eines in dieser Weise eng definierten Psychopathometrieverständnisses hat die weitere, vielleicht im besonderen „öffentlichkeitswirksame" Fassung, wie sie *D. v. Zerssen* verwendet, ohne Zweifel ihre Berechtigung. Auf die Ebene ein und desselben (Fern-)Zieles, nämlich der „wissenschaftlichen Fundierung der Psychiatrie" durch den „Aufbau einer quantitativen Psychopathologie" (155) und in Anbetracht derselben wissenschaftssprachlichen Grundlagen kann die unterschiedliche Begriffsdeutung Ausgangspunkt für – weitere – fruchtbare Auseinandersetzungen sein.

Ist die Assoziation von Psychopathometrie mit „kranker Seele im Labor" begründet?

Die Beantwortung dieser Frage soll gleichsam von der Peripherie her erfolgen und allmählich die zentralen Bereiche einbeziehen.
Die Begründer der Psychopathometrie, *Hans-Heinrich Wieck* und *Karl-Heinz Stäcker*, entstammten phänomenologischen Schulen. Hier, im Falle des Psychologen *Stäcker,* war *Albert Wellek* der Lehrer gewesen, ein Wissenschaftler, der die programmatische Abgrenzung seines Mcisters *Felix Krueger* von der „Laborpsychologie" *Wundts* nach dem 2. Weltkriege am konsequentesten weiterführte und vor der „Homunkuluspsychologie" (147) warnte. Dort, im Falle des Arztes *Wieck*, ist die von seinem Lehrer *Werner Scheid* gebahnte frühe Orientierung am verehrten Vorbild *Kurt Schneider* ein Leben lang mit bewegenden Worten bezeugt worden. *Kurt Schneider* aber gilt neben *Karl Jaspers* als „Hauptvertreter der phänomenologischen Richtung der Psychiatrie" (112). Mit der Berufung auf *Hegel, Husserl* und *Nicolai Hartmann* überschritt *Wieck* zudem die engeren Grenzen der Psychiatrie und näherte sich damit der Position *Welleks*. Daß auf der anderen Seite *Stäcker* (seit 1977 Ordinarius für Medizinische Psychologie in Essen und Vizepräsident der 1973 gegründeten Deutschen Gesellschaft für Medizinische Psychologie und Psychopathometrie e. V.) der Phänomenologie nicht „abgeschworen" hat, geht aus seinem letzten Werk (140) hervor.
Nun war bereits darauf hingewiesen worden (vgl. S. 86–90), daß *Wellek* der Psychologie, weil sie die Wissenschaft vom Menschen sei, eine „Brücken"-Funktion zwischen den Natur- und den Geisteswissenschaften zuspricht. Hieraus nun aber den Schluß zu ziehen, daß damit offen oder versteckt einer „unangemessenen" Behandlung der „Seele" („Laborpsychologie") das Wort geredet wird, wäre absurd und auf der medizinischen Ebene vergleichbar dem Fall, daß man dort den Gebrauch des Fieberthermometers ablehnt, wo man zumindest auf eine gesunde Hand verweisen kann, von der man durch Berührung der Stirn die gewünschte Information erwartet. Wenn man einen Sachverhalt messen könne, so *Wellek*, dann solle man auch ein Maß für ihn angeben. Ließe sich ein solches Maß nicht finden, dann möge man auf Messungen verzichten (147). Im 1. Falle sei die größere Exaktheit von Vorteil (weil dem Gegenstand angemessen), im 2. Falle hätte man es mit einer Scheinexaktheit zu tun, die dann verständlicherweise zum Nachteil gereiche (die Methode war dem Gegenstand nicht angemessen).
Hier drängt sich allerdings die Frage auf, welche Methoden welchen Gegenständen eigentlich „angemessen" sind und wer darüber entscheidet. Eine solch grundsätzliche Problemdiskussion ist jedoch nicht Thema dieses Beitrages.
Kamen die Begründer der Psychopathometrie also aus phänomenologischen Schulen, so bleibt als nächstes zu fragen, wie sie dann in der Praxis ihre Aufgaben sahen. Und da steht gleich zu Beginn ein Sachverhalt außer Zweifel: *Wieck*, der übrigens auch nach der Gründung seiner neuropsychiatrischen Forschungsabteilung den klinischen Stationsdienst im Hause weiter versah, legte – und dies gilt ohne jede Einschränkung – allergrößten Wert auf „die Arbeit am Krankenbett". Der Diplom-Psychologe *Stäcker* war damit nicht nur bei den täglichen Visiten anwesend: Er selbst erhob die Anamnese und die psychopathometrischen Befunde auf den entsprechenden Stationen. Diese im Kreis um *Wieck* selbstverständliche Verpflichtung galt dann auch regelhaft für die zahlreichen Doktoranden. Daran hat sich bis heute nichts geändert. Ein Blick in die lange Promotionsliste weist aus, daß beispielsweise allein 1966 3 psychopathometrische Dissertationen zum reversiblen Syndrom erschienen sind (24, 25, 120), die sämtlich auf am Krankenbett erhobenen

Befunden aufbauen. Für die 3 zuletzt gedruckten Doktorarbeiten – sie stammen alle aus dem Jahre 1983 – gilt dasselbe (30, 109, 125).

Man könnte jetzt, gewissermaßen „unter der Last der Beweise", zwar zugestehen, daß die „Väter" der Psychopathometrie phänomenologisch geschulte Leute waren mit – für ihr Verständnis von medizinischer Wissenschaft kennzeichnendem – direktem Kontakt zum Kranken, aber: Sind die wissenschaftstheoretischen Grundlagen dieser neuen Forschungsrichtung nicht doch positivistisch?

Nun, diese Befürchtung ist in doppelter Weise gegenstandslos. Zum einen wird in der methodologischen Grundlegung der Psychopathometrie (60) im Rahmen einer praxisorientierten Argumentation der Positivismus ausdrücklich abgelehnt und zudem als theoretisch nicht vereinbar mit den Basisannahmen der Psychopathometrie ausgewiesen. Die Begründungszusammenhänge können hier nicht noch einmal geliefert werden. Sie sind übersichtlich und in einer Darstellungsweise, die keine Zweifel läßt, mitgeteilt und damit nachlesbar (60). Zum anderen leitet sich die Psychopathometrie methodisch, wie jetzt bereits bekannt, vom kritischen Rationalismus *Poppers* und von der nomothetischen Psychologie ab. Nun versteht sich aber nicht nur weder diese Wissenschaftsrichtung noch jene als positivistisch, mehr als das: Sie liefern beide die entsprechenden Beweise und widerlegen damit jede Gleichsetzung von Positivismus und kritischem Rationalismus hier, Positivismus und nomothetischer Psychologie dort. Auch in diesem Zusammenhang muß auf die Literatur verwiesen werden (1, 2, 41, 46, 61, 118, 119).

Bedenkt man jetzt noch den Umstand, daß die psychopathometrischen Arbeitsräume des *Wieck*-Kreises zu keiner Zeit der „Labor"-Charakteristik entsprachen – von der bereits dargestellten Schwierigkeit einer sinnvollen Deutung selbst im Falle des Nachweises solcher Spezialeinrichtungen einmal ganz abgesehen (vgl. S. 86–90) –, dann läßt sich eigentlich ein Schreckensbild von der Psychopathometrie nicht belegen.

Im übrigen sollte inzwischen bekannt sein, daß die neue Forschungsrichtung keinerlei Aussagen zu „der Seele" macht und mithin auch nicht zur „kranken Seele". Schon gar nicht wird „die Seele" (ob „krank" – was immer das sei – oder „gesund" – auch das wäre zu definieren –) „gemessen" (vgl. zum Problem des Messens und der Forschungsgegenstände in der Psychologie: 42, 45, 138). Was gemessen wird, sind als sog. empirische Sachverhalte ausschließlich Leistungen im weitesten Sinne (etwa die Zahl von „Ja" – oder „Nein"-Antworten, die Reaktionszeit, die Summe unmittelbar reproduzierter Objekte u. dgl. m.). Die Befunde bilden dann die Grundlage dafür, daß in Form von sog. hypothetischen Konstrukten Aussagen zu eng umschriebenen Sachverhalten gemacht werden. Mit „der Seele" kann dieser Vorgang auch formal schon deshalb nichts zu tun haben, weil „die Seele" ein Interpretationsbegriff ist, also ein hypothetisches Konstrukt, kein empirischer Sachverhalt; nur der aber ist meßbar und kann infolgedessen gemessen werden. „Die Seele" im theologischen, philosophischen oder belletristischen Sinne (vgl. „Psyche" als schöngeistig-literarische Vorlage; hier vor allem aus der literarischen Gattung der Lyrik bekannt . . .) ist also gar nicht der Gegenstand nomothetischer oder psychopathometrischer Forschung. Auch innerhalb der wissenschaftlichen Psychologie gab es unseres Wissens nur einmal die wortwörtliche Berufung auf sie. Doch wurde die „Seele" dann – in etwa identisch mit dem „Struktur"-Begriff der Zweiten Leipziger Schule – folgerichtig, weil dispositionell-seinshaft verstanden, als grundsätzlich nicht meßbar, allenfalls von entsprechend begabten Menschen in begnadeten Augenblicken über Erkennen erlebbar, beschrieben (144).

Ein sehr wichtiger Sachverhalt steht noch aus. Die Psychopathometrie mit dem „Labor"-Begriff in Zusammenhang zu bringen, war bereits früh als, wenn auch nicht von vornherein abwegig, so doch als wissenschaftlich unergiebig erkannt und entsprechend begründet worden (vgl. S. 86–90). Anstelle des im vorliegenden Kontext also untauglichen Reizwortes „Labor" hatten wir vorgeschlagen, den Terminus technicus „Laborexperiment" in die Behandlung der Thematik einzubeziehen. Der nämlich stehe als wissenschaftlich fest umrissener Begriff in unmittelbarer sachlicher Beziehung zur Methodologie der Psychopathometrie.

Die Ausführungen zum Stichwort „Laborexperiment" (s. S. 89) haben aber deutlich gemacht, daß – im Begriff der „externen Validität" – die „Lebensfremdheit" derartiger unter künstlich standardisierten Bedingungen durchgeführter Untersuchungen erkannt ist und nach Möglichkeit reduziert oder gar gänzlich aufgehoben werden soll. Die Übertragbarkeit der Ergebnisse auf „das Leben" („Verallgemeinerungsfähigkeit") ist also ein Teil der laborexperimentellen Bemühungen selbst. Ein Beispiel dafür ist innerhalb der Psychopathometrie die Entwicklung von informationspsychologischen Modellen, die, zunächst im „Laborexperiment" geprüft, später schrittweise auf „das Leben" zunächst im Normalbereich, dann schließlich in der Psychopathologie übertragen wurden (vgl. dazu die entspr. Beiträge von *S. Lehrl* et. al., etwa 52, 53, 75, 77, 82, 96).

Um das Ziel der Verallgemeinerungsfähigkeit zu erreichen, sind bestimmte Techniken entwickelt worden. Diese bereits aufgezählten Verfahren fanden ausnahmslos in der psychopathometrischen Forschung des Erlanger Arbeitskreises Verwendung. So ist beispielsweise im Rahmen der Kreuzvalidierung des Defekttests (61) die Normierung an parallelisierten (Untersuchungs- und Kontroll-)Stichproben erfolgt (Kontrollgrößen waren Alter, Geschlecht, Intelligenz und Beruf), ebenso eine „Versuchswiederholung an denselben... Versuchspersonen". Die Kovarianzanalyse fand in einer Studie Verwendung, die in Zusammenarbeit mit dem Institut für Arbeitsmedizin an der Freien Universität Berlin entstand (53). Zur Demonstration der Methodenstrenge innerhalb der Psychopathometrie eignet sich am besten eine Einzeluntersuchung (3), die im wesentlichen der Normierung und der Reliabilitätsbestimmung des Syndrom-Kurztests (18) galt, eines Verfahrens zur Registrierung der Schweregrade reversibler körperlich begründbarer Psychosen: Da bei Messungen im psychiatrischen Bereich zufallskritische Aussagen für den Einzelfall von größter Bedeutung sind, wurden hier die Reliabilitäten sowohl für die einzelnen Testaufgaben als auch für die Gesamtergebnisse der 5 (Parallel-)Testformen jenes Verfahrens berechnet. Dabei ist nach den Vorschlägen von *L. J. Cronbach* (10, 11) und in Anlehnung an die varianzanalytischen Modelle von *R. M. Lord* und *M. R. Novick* (108) verfahren worden. Die Koeffizienten konnten zum einen für die Gesamtstichprobe berechnet werden, zum anderen für verschiedene Untergruppen, wie beispielsweise Altersklassen oder Patienten mit und ohne Durchgangs-Syndrom. Über den Ansatz von *A. J. Conger* (8, 9) kam es dann zur Ermittlung der maximal reliablen Subtestkombinationen. Die Ergebnisse einer kanonischen Korrelationsanalyse zeigten schließlich, daß die Syndrom-Kurztest-Leistungen mit den HAWIE-Resultaten kovariieren.

Ganz besonderes Gewicht kommt in der Psychopathometrie den „Feldexperimenten 3. Grades" zu.* Hier liegen Ergebnisse von Untersuchungen in Altersheimen und in

---

* Es wird hier der Vorschlag gemacht, zwischen Feldexperimenten 1., 2. und 3. Grades zu unterscheiden. Drittgradige Feldexperimente wären dann solche, die zwar in der Alltagsumgebung durchgeführt werden, vom Meßziel betrachtet aber genausogut im „Labor" stattfinden können. Die „Alltagssituation" geht hier allenfalls als standardisierte Variable eines Tests (Selbst- oder Fremdbeurteilung) in das Ergebnis ein. Bei einem Feldexperiment 2. Grades würde dann die unveränderte Alltagssituation konstituierend sein für den unter strengen experimentellen Kontrollen erzielten Befund. Ein Feldexperiment 1. Grades schließlich wäre das „biotische", bei dem die Versuchspersonen ohne ihr Wissen „in lebensechter Situation" beobachtet werden (vgl. 137, 139).

privaten Haushalten (85, 117, 129, 136), in Wohnungen ehemaliger Patienten (134, 142) und in Lebensbereichen von Dialysekranken (109, 124) vor.

Es hieße allerdings die Psychopathometrie mißverstehen, würde man annehmen, sie sei mit der nomothetischen Psychologie (und soweit diese sich mit dem kritischen Rationalismus deckt: auch mit ihm) identisch. Dies kann deshalb nicht sein, weil die neue Forschungsrichtung in der Psychopathologie angesiedelt ist. Ihr eigentliches Ziel muß letztlich die in ihrem Rahmen verbindliche Aussage zu einem kranken Einzelmenschen sein. Aber bereits im Vorfeld dieser Aufgabe gilt es, bei der Übertragung meß- und testtheoretischer Modelle auf psychopathologische Fragestellungen die damit verbundenen problem-, stichproben- und situationsspezifischen Aspekte mit einzubringen. Doch nicht nur als Folge davon geht die Anwendung der nomothetischen Methodologie auf die Psychopathologie (die weiteste und allgemeinste Definition der Psychopathometrie) einher mit der Notwendigkeit der Bewältigung von Problemen, die in Praxis und Theorie der „Normalpsychologie" entweder eine untergeordnete Rolle spielen (und dann entsprechend vernachlässigt werden) oder die dort gänzlich unbekannt sind. Als Beispiele hierfür seien genannt:

- Die Entwicklung von Kurztests.
  Kranke sind 1. – dies gilt grundsätzlich – weniger stark belastbar. Zum 2. – je nach dem Schweregrad des Leidens – beginnt die Ermüdung früher und nimmt dann rascher zu. Testtheoretisch ergibt sich damit der paradoxe Fall, daß von einem relativ frühen jeweils individuell-situativ zu bestimmenden Zeitpunkt an mit der Länge des Tests seine Validität abnimmt!* 3. muß bedacht werden, daß Tests vom „üblichen" Umfang (deren Abnahmezeit also über 5 bis 10 min hinausgeht) in ärztlichen Praxen erfahrungsgemäß keine Anwendung finden (68).

- Besonderheiten in der Form der Testgestaltung.
  Hier gilt u. a. der Grundsatz, Material mit „Aufforderungscharakter" zu verwenden (Kranke sind im allg. weniger motiviert als Gesunde). Die Testanweisungen müssen in nachweisbar leicht und schnell verständlicher Form, ohne Rücksicht auf Stilästhetik und ähnliche sprachliche Feinheiten, abgefaßt werden. Das „Arbeitsmaterial" hat handlich und entsprechend großformatig zu sein (18, 19, 20, 86, 150). Die Durchführung des d2-Tests bei einem zeitlebens in der Landwirtschaft tätigen 70jährigen bettlägerigen Patienten im schwach beleuchteten Krankensaal wäre mehr als nur ein Kunstfehler.

- Der Primat von Verlaufsuntersuchungen.
  Von wenigen Ausnahmen abgesehen, sind die im psychopathologischen Bereich registrierbaren Merkmale in Veränderung begriffen, sie „verlaufen prozeßhaft". Die Zeitspanne erstreckt sich hier zwischen den Extremen von Sekundenbruchteilen und mehreren Jahren. Damit ist einmal (als praktisches Erfordernis) auf die Herstellung mehrerer, u. U. ganzer Serien von Parallelformen verwiesen. Zum anderen (auf der testtheoretischen Ebene) muß die Problematik der Reliabilitätsmessung neu durchdacht und diskutiert werden.

---

* Dies steht im Gegensatz zur *Spearman-Brownschen* Formel, wie sie beispielsweise bei *G. A. Lienert* (101) mitgeteilt wird.

- Die bei Krankenkollektiven grundsätzlich fehlende Repräsentativität der Stichproben(merkmale), die nicht zu erwartende Normalverteilung der Werte und die Zweifel an der Additivität der Symptomkomponenten.
  Von ihrer Qualität des Prozeßhaften einmal ganz abgesehen (s. u.): Die Meßwerte kranker Menschen können weder repräsentativ sein, noch eine Normalverteilung erwarten lassen. Die unterschiedlichen Schweregrade vor allem bei den heterogenen Noxen der reversiblen körperlich begründbaren Psychosen, aber auch beispielsweise im Falle der Zyklothymien, fordern zur Skepsis gegenüber der „Linearitätsannahme" heraus. Dies hat zur Folge, daß im psychopathometrischen Bereich faktorenanalytischen Untersuchungen eine jeweils mehr oder weniger eingeschränkte Bedeutung zukommt. (Da die Faktorenanalyse keine Informationen darüber liefert, wo Zusammenhänge nur beschrieben sind und wo sie erklärt werden, ist sie zumindest für eine ganz auf Ursachenforschung angelegte Medizin ohnehin gegenstandslos. Hier böte sich dann die Pfadanalyse an).

- Die allmähliche Verlagerung des methodischen Schwergewichts auf Einzelfallanalysen (vgl. 50, 51, 97).
  Die Aufgabe des praktizierenden Arztes unterscheidet sich von der des wissenschaftlichen „Normalpsychologen" in einem Punkte fundamental: Dieser versucht im allg. Gesetzmäßigkeiten zu erkennen und stellt Gruppenunterschiede oder -gemeinsamkeiten fest, jener muß eine verbindliche Aussage zum Einzelfall (Patient X) treffen. Von der Psychopathometrie darf erwartet werden, daß sie auf der Grundlage objektiver Messungen auch im vergleichsweise direkten Zugang (das kann etwa heißen: nicht über den Umweg einer Testkonstruktion) dem Arzt behilflich ist.

Ob nun die Psychopathometrie die Psychologie von der „kranken Seele im Labor" ist, soll jeder nach Kenntnis der hier vorgelegten und nach gutem psychopathometrischem Brauch nachprüfbar dargestellten Sachverhalte selbst entscheiden. Wie bekannt, lehnt die neue Forschungsrichtung in der Psychopathologie (Methoden-)Zwang und Dogmatik ab (60), für Kenner eine in der Hinwendung zu *K. R. Popper* selbstverständliche Haltung. Eine Meinung soll hier also niemandem aufgenötigt werden.

Doch erwartet die Psychopathometrie, daß sich die – stets erwünschte – Kritik an ihr wissenschaftlicher Gepflogenheiten befleißigt. Das setzt eine gewisse Beherrschung der methodologischen Grundlagen der nomothetischen Psychologie und der entsprechenden Teile des kritischen Rationalismus einerseits, die Verfügbarkeit über die Kenntnis von Schwierigkeiten bei der Transposition nomothetischer Modelle auf Krankheit und den Kranken andererseits voraus. Die erhoffte Kritik sollte also über beiläufig Unverbindliches hinaus konstruktive Aspekte enthalten. Sie könnten der Psychopathometrie nützliche Impulse in ihrer weiteren Entwicklung geben. Es möge allerdings bedacht (und in die Argumentation entsprechend mit einbezogen) werden,
- daß die neue Forschungsrichtung in enger interdisziplinärer Zusammenarbeit mit Ärzten entstanden ist,
- daß sie programmatisch jeden Positivismus ablehnt (ihre Methoden also – entgegen dem Dogma einer Weltanschauung – als Methoden betrachtet),
- daß sie ohne Zweifel erfolgreich ist und
- daß das Maß der Bereitschaft zur Kooperation bei den Vertretern der verschiedensten medizinischen Kliniken und Institutionen (und hier nicht nur innerhalb der Bundes-

republik Deutschland) die psychopathometrischen Mitarbeiter an die Grenzen ihrer zeitlichen Verfügungsmöglichkeiten führt.

Man kann sich als wissenschaftlich arbeitender Psychologe für die phänomenologisch-idiographische oder für die empirisch-nomothetische Methodologie entscheiden. Legt man grundsätzlich Wert auf objektiv nachprüfbare und möglichst präzise Aussagen, dann gibt es für die zuletzt genannte Richtung keine Alternative.

In der Diskussion auf der Polebene „deskriptive" versus „erklärende" Wissenschaft läßt sich mit ausschließlich phänomenologischer Terminologie die nomothetische Methodologie nicht „widerlegen". Ein solcherart kritisches Unterfangen kann versuchsweise nur von einem die beiden methodischen Disziplinen übergreifenden, dann notwendigerweise philosophischen oder quasi-philosophischen Standpunkt her erfolgen. Das war bei *Albert Wellek* der Fall, der sowohl das phänomenologische als auch das empirisch-wissenschaftliche Begriffssystem beherrschte. Seine Auffassung von der Psychologie als einer Brücke zwischen Natur- und den Geisteswissenschaften gilt als Einstellungshintergrund für den psychopathometrischen Alltag. Die Umsetzung dieses Programms in ein allgemeinverbindliches theoretisches System (Problem der „Angemessenheit" von Methoden und Gegenständen) steht allerdings noch aus (vgl. 156).

In der Selbstkritik kann sich die Psychopathometrie auf wenige Punkte beschränken. Einmal ist ihr der Vorwurf nicht zu ersparen, zeitweise den Eindruck vermittelt zu haben, als könne sie viele Probleme rasch und sicher lösen. Damit zusammenhängend mag sich hier oder dort ein Verhalten gezeigt haben, das leicht als „elitär" gedeutet werden konnte. (In diese Gefahr haben sich allerdings Vertreter nichtpsychopathometrischer Provenienz auch schon begeben). Innerhalb des fachspezifisch-methodischen Rahmens ist zu rügen, daß einige aus der „Normalpsychologie" bekannte Modelle, wie vor allem die Faktorenanalyse, weiterhin recht sorglos angewendet werden. So wird häufig nicht geprüft, ob die Voraussetzungen zur sachgemäßen Anwendung dieses Verfahrens, wie beispielsweise Linearität, gegeben sind. Schließlich bleibt noch zu bemängeln, daß man immer noch der Bedeutung exakter Einzelfallanalysen gegenüber Gruppenvergleichen zu wenig Rechnung trägt.

Eine *kritische* Geschichte der Psychopathometrie kann nach der zumindest 3fachen Bedeutung des Wortes eine wissenschaftlich streng prüfende, eine tadelnde und eine wissenschaftlich erläuternde Stellungnahme sein (12). Der heutige Stand der Dinge verweist die Kritik der Psychopathometrie unter der Voraussetzung einer sachlich geführten Untersuchung, der verbindliche Informationen zugrunde liegen, offenbar im wesentlichen auf die 1. und die 3. Wortbedeutung. Es liegt in der Psychopathometrie als ihrem Wesen nach empirischer Wissenschaft begründet, daß sie Methodologiekritik (allgemein) und Ergebniskritik (im einzelnen) zuallererst an der Elle ihres eigenen Wissenschaftskanons mißt. Eine Methodologiekritik im Sinne des Tadels (also nach Maßgabe des 2. Wortgebrauchs, vgl. weiter vorn) muß dann ein entsprechend überzeugendes, allgemeinverbindliches neues Theoriekonzept erwarten lassen. Die ebenfalls so verstandene Kritik eines Einzelergebnisses setzt mindestens den Nachweis methodischer Mängel und/oder eines unter vergleichbaren Bedingungen erzielten, mit dem ursprünglichen Resultat jedoch unvereinbaren Befundes voraus.

Literatur

1. *Adorno, Th. W., H. Albert, R. Dahrendorf, J. Habermas, H. Pilot, K. Popper:* Der Positivismusstreit in der deutschen Soziologie. Luchterhand, Neuwied – Berlin 1969
2. *Albert, H.:* Konstruktion und Kritik, S. 305–341. Hoffmann und Campe, Hamburg 1972
3. *Arnold, K. R.:* Untersuchung zu Aspekten der Normierung, Reliabilität und Validität eines Testsystems zur Erfassung von Aufmerksamkeits- und Gedächtnisstörungen. Diss., Erlangen 1983
3a. *Balmer, H.* (Hrsg.): Die Psychologie des 20. Jahrhunderts. Kindler, Zürich 1976
4. *Böcker, F.:* Zur Abgrenzung der Bewußtseinstrübung vom Durchgangs-Syndrom. Diss., Köln 1959
5. *Böcker, F., W. Kinzel:* Durchführung und Auswertung des Syndromtests zur Bestimmung der Schwere von Funktionspsychosen. Das ärztliche Gespräch 11. Tropon-Werke, Köln 1969
6. *Brilmayer, H., H. H. Wieck, N. Picka:* Quantitative Untersuchungen über die Abhängigkeit seelischer Störungen von den Barbituratvergiftungen. Naturwissenschaften 49 (1962), 473
7. *Bridgman, P. W.:* The logic of modern physics. Macmillan, New York 1927
8. *Conger, A. J.:* Estimating profile reliability and maximally reliable composites. Multivariate behav. Res. 9 (1974), 85–104
9. *Conger, A. J.:* Maximally reliable composites for unidimensional measures. Educ. psychol. Measmt. 40 (1980), 367–375
10. *Cronbach, L. J.:* Coefficient alpha and the internal structure of tests. Psychometrika 16 (1951), 279–334
11. *Cronbach, L. J.:* Test Validation. In: Educational measurement, 2nd ed. *Thorndike, R. L.* (ed). Am. Council of Education, Washington 1971
12. *Der Große Duden* – Fremdwörterbuch, 2. Aufl., Bd. 5. Bibliographisches Institut, Mannheim–Wien–Zürich 1966
13. *Dilthey, W.:* Einleitung in die Geisteswissenschaften, 1883. In: Ges. Schriften, Bd. 1. Teubner, Leipzig–Berlin 1922
14. *Dilthey, W.:* Ideen zu einer beschreibenden und zergliedernden Psychologie, 1894. Ges. Schriften, Bd. 5. Teubner, Leipzig – Berlin 1924
15. *Enke, H., E. Enke-Ferchland, B. Malzahn, H. Pohlmeier, G.-W. Speierer, J. v. Troschke:* Lehrbuch der medizinischen Psychologie, 4. überarb. Aufl. Urban & Schwarzenberg, München – Wien – Baltimore 1977
16. *Erzigkeit, H.:* Psychopathometrie der zyklothymen Depression. In: Angewandte Psychopathometrie. *Wieck, H. H.* (Hrsg.). Janssen-Symposien, Bd. 8., Düsseldorf 1973
17. *Erzigkeit, H.:* Schweregradmessungen bei Funktionspsychosen. 12. Fortbildungstagung für Krankenschwestern, -pfleger und Sozialarbeiter an den bayerischen Bezirks-Krankenhäusern und Universitäts-Nervenkliniken im Bezirks-Krankenhaus Mainkofen/Niederbayern, 16./17. 5. 1973
18. *Erzigkeit, H.:* Manual zum Syndrom-Kurztest, Formen A–E. Vless, Vaterstetten – München 1977
19. *Erzigkeit, H.:* Das Durchgangs-Syndrom im Kurztest nach *Erzigkeit.* Ärztl. Prax. 30 (1978), 429–430
20. *Erzigkeit, H.:* Operationalisierungen zum Konzept „Durchgangs-Syndrom – Funktionspsychose". Neurol. Psychiat. (Psycho) 4 (1978), 460–463
21. *Erzigkeit, H., B. Husemann:* Psychologische Aspekte der Fettsucht. Krankenhausarzt 53 (1980), 143–149
22. *Erzigkeit, H., S. Lehrl, L. Blaha:* Beeinflußt Oxprenolol (Transicor®) psychisches Befinden und Leistung bei Sportschützen im Wettkampf? Therapiewoche 27 (1977), 6497–6506
23. *Erzigkeit, H., S. Lehrl, L. Blaha, B. Heerklotz* (Hrsg.): Messung und Meßverfahren in der Psychopathologie. Vless, Vaterstetten – München 1979
24. *Esser, J. H.:* Systematische Untersuchungen über die klinischen Erscheinungsformen der Bewußtseinstrübung und des Durchgangs-Syndroms. Diss., Köln 1966
25. *Eyckmanns, R.:* Psychopathometrische Untersuchungen bei Gedächtnisstörungen. Diss., Köln 1966
26. *Feger, H.:* Psychologie als Wissenschaft von den interindividuellen Unterschieden. In: Einführung in die Psychologie, Bd. 7, S. 59. *Thomae, H., H. Feger* (Hrsg.). Huber, Bern – Stuttgart 1970
27. *Fischer, G.:* Experiment. In: Handbuch psychologischer Grundbegriffe. *Herrmann, Th., P. R. Hofstätter, H. P. Huber, F. E. Weinert* (Hrsg.). Kösel, München 1977
28. *Fischer B., S. Lehrl:* Differentialdiagnose Depression – beginnende sowie chronische zerebrovaskuläre Insuffizienz. 3. Klausenbacher Gesprächsrunde. Pharmazeutische Verlagsges., München 1982
29. *Flügel, K. A.:* Die klinische Stellung der Funktionspsychosen. In: Das ärztliche Gespräch 11, S. 5–22. Tropon-Werke, Köln 1969
30. *Franke, W.:* Prüfung des Syndrom-Kurztests auf seine Paralleltestreliabilität bei 120 durchschnittlich intelligenten Patienten im Alter von 45 bis 64 Jahren. Diss., Erlangen 1983

31. *Frowein, R. A., H. H. Wieck, G. Friedmann, W. Kinzel:* Serienangiographische Untersuchungen der Hirndurchblutung bei körperlich begründbaren Psychosen infolge intracranieller Drucksteigerung. Acta neurochir. 12 (1964), 498–520
32. *Fuchs, H. H., H. Erzigkeit, K. Arnold, K. A. Flügel:* Psychopathometrische Verlaufsuntersuchungen und Prognosen bei Patienten mit Schädel-Hirn-Trauma. In: Neurotraumatologie. *Wieck, H. H.* (Hrsg.). Thieme, Stuttgart – New York 1980
33. *Gallwitz, A., S. Lehrl:* Untersuchungen zur Eignung von Leistungsverfahren für die Messung von Schweregraden endogener Depressionen. Arch. Psychiat. Nervkrankh. 226 (1978), 215–227
34. *Galster, J. V.:* Über Zusammenhänge zwischen sozialen sowie psychischen Merkmalen und dem Verhalten chirurgischer Patienten unter besonderer Berücksichtigung der Angstemotion. Diss., Erlangen 1979
35. *Galster, J. V., G. Spörl:* Entwicklung einer Skala zur Quantifizierung transitorischer und habitueller Angstzustände. Neurol. Psychiat. (Psycho) 5 (1979), 223–226
36. Gegenstandskatalog für das Fach Medizinische Psychologie. Institut für medizinische und pharmazeutische Prüfungsfragen/MPP (Hrsg.). Mainz 1976. Vgl. auch (15)
37. *Grobe, Th.:* Zur Häufigkeit psychischer Auffälligkeiten bei Karotisstenosen. Krankenhausarzt 53 (1980), 117–119
38. *Hehlmann, W.:* Wörterbuch der Psychologie. 11. erg. Aufl. Kröner, Stuttgart 1974
39. *Herr, W., W. Kinzel, R. Suchenwirth:* Zeichnen im Durchgangs-Syndrom. Quantitative Korrelationen zwischen Zeichenstörung und Schweregrad des Zustandsbildes. Arch. Psychiat. Nervkrankh. 212 (1969), 126–139
40. *Herrmann, T.:* Problem und Begriff der Ganzheit in der Psychologie. Österr. Akad. d. Wiss. 231/3, Wien 1957
41. *Herrmann, T.:* Über einige Einwände gegen die nomothetische Psychologie. In: Kritik der kritischen Psychologie, S. 41, 49. *Albert, H., H. Keuth* (Hrsg.). Hoffmann und Campe, Hamburg 1973
42. *Herrmann, T.:* Die Psychologie und ihre Forschungsprogramme. Hogrefe, Göttingen 1976
43. *Herrmann, T.:* Ganzheitspsychologie und Gestalttheorie. In: Die Psychologie des 20. Jahrhunderts, Bd. 1. *Balmer, H.* (Hrsg.). Kindler, Zürich 1976
44. *Herrmann, T.:* Lehrbuch der empirischen Persönlichkeitsforschung, 3. Aufl., Hogrefe, Göttingen 1976
45. *Herrmann, T.:* Psychologie als Problem, S. 11–59. Klett, Stuttgart 1979
46. *Hochkeppel, W.:* Kritischer Rationalismus als Alternative. In: Plädoyer für die Vernunft. *Kaltenbrunner, G.-K.,* (Hrsg.). Herderbücherei INITIATIVE 1, München 1974
47. *Hofstätter, P. R.:* Über Ähnlichkeit. Psyche 9 (1955), 54–79
48. *Hofstätter, P. R.:* Differentielle Psychologie, S. 136. Kröner, Stuttgart 1971
49. *Hofstätter, P. R.* (Hrsg.): Psychologie. Fischer-Lexikon, Bd. 6. Fischer, Frankfurt 1975
50. *Huber, H. P.:* Psychometrische Einzelfalldiagnostik. Beltz, Weinheim 1973
51. *Huber, H. P.:* Normierungsbedingte Probleme bei interferenzstatistischen Anwendungen der klassischen Testtheorie in der psychologischen Einzelfalldiagnostik. In: Einzelfallanalyse. *Petermann, F., F. J. Hehl* (Hrsg.). Urban & Schwarzenberg, München 1979
52. *Jeske, H., S. Lehrl:* Zusammenhänge zwischen Schweregraden einer Funktionspsychose, Intelligenzleistungen und Grundparametern der Informationsverarbeitung. grkg/Humankybernetik 24 (1983), 39–46
53. *Jeske, H., S. Lehrl, G. Schäcke, R. Lüdersdorf:* Einflüsse von Lösemittelgemischen auf Basisgrößen der zentralen Informationsverarbeitung bei Holzlackierern. grkg/Humankybernetik 24 (1983), 107–114
54. *Kindlers* Literatur-Lexikon, Bd. 3 und Bd. 18, S. 992, 7888. dtv, München 1974
55. *Kindlers* Literatur-Lexikon, Bd. 15, S. 6263/6264. dtv, München 1974
56. *Kinzel, W.:* Die Trennung reversibler und irreversibler Syndrome körperlich begründbarer Psychosen. Phänomenologie, Analyse, experimentelle Ergebnisse und Bedeutung einer Syndromedifferenzierung. Nervenarzt 42 (1971), 585–590
57. *Kinzel, W.:* Die Unterscheidung vorübergehender seelischer Störungen und bleibender seelischer Schäden. Methode zur Differenzierung körperlich begründbarer Psychosen. Münch. med. Wschr. 113 (1971), 117–123
58. *Kinzel, W.:* Das irreversible psychische Defektsyndrom nach Hirntrauma. Eine Übersicht über die literarische Produktion zu einem vielschichtigen Problem. Fortschr. Neurol. Psychiat. 40 (1972), 169–219
59. *Kinzel, W.:* Eine Verfahrensweise zur Trennung rückbildungsfähiger und nicht mehr rückbildungsfähiger seelischer Veränderungen körperlich begründbarer Psychosen. Psychiatria clin. 5 (1972), 367–379
60. *Kinzel, W.:* Die Bedeutung der Psychopathometrie für die moderne Psychiatrie. Eine erweiterte Begriffsbestimmung. Psychopathometrie 1 (1975), 9–19

61. *Kinzel, W.:* Phänomenologie und Empirie seelischer Spätschäden als Folge hirntraumatischer Verletzungen. Die Entwicklung einer kreuzvalidierten Testbatterie zur Messung des Defektsyndroms nach Hirnkontusion, S. 49–63 und 155–156. Habil.-Schrift, Erlangen 1975
62. *Kinzel, W.:* Der Defekttest. Probleme der testoperationalen Begriffsfassung bei der Messung psychischer Spätschäden nach Hirnkontusion. Neurol. Psychiat. (Psycho) 5 (1979), 115–122
63. *Kinzel, W.:* Die Notwendigkeit der Unterscheidung von Funktionspsychose und Defektsyndrom. In: Messung und Meßverfahren in der Psychopathologie. *Erzigkeit, H., S. Lehrl, L. Blaha, B. Heerklotz* (Hrsg.). Vless, Vaterstetten-München 1979
64. *Kinzel, W.:* Psychodiagnostik im Dienst der Differentialdiagnose. Med. Sach. 75, Nr. 5 (1979), 86–89
65. *Kinzel, W., G. Eldering:* Das Selbstbild in einem Polaritätenschema als Kriterium der Unterschiedlichkeit von reversiblem und irreversiblem Syndrom körperlich begründbarer Psychosen. Schweiz. Arch. Neurol. Psychiat. 107 (1970), 123–135
66. *Kinzel, W., J. V. Galster, H. Erzigkeit, W. Lamprecht:* Besteht ein Zusammenhang zwischen dem Schweregrad des psychischen Defektsyndroms nach Hirnkontusion und der Intelligenzleistung? Fortschr. Neurol. Psychiat. 47 (1979), 67–83
67. *Kinzel, W., S. Lehrl, F. G. Röth:* Was nützt der Wechslersche Abbauquotient? Eine kritische Übersicht über die Literatur zu einem Index und die Bestimmung seines Stellenwertes in der wissenschaftlichen Psychiatrie. Schweiz. Z. Psychol. Anwend. 33 (1974), 115–136
68. *Kirkilonis, T., J. Lugauer, S. Lehrl:* Psychopathologische Erhebungsverfahren: Abnahme durch Hilfspersonal in der ärztlichen Allgemeinpraxis. Z. allg. Med. 35 (1979), 1859–1867
69. *Köhler, K.:* Die Erlanger Schule und die psychiatrische Forschung. Medsche Welt 29 (1978), 1283–1286
70. *Lauber, B., W. Kinzel, R. Suchenwirth:* Kreativität im Durchgangs-Syndrom. Gestaltung und Farbwahl bei abklingenden Schlafmittelvergiftungen. Medsche Welt 22 (N. F.) (1971), 1653–1657
71. *Lehrl, S.:* Kurztests in der Psychopathometrie. In: Angewandte Psychopathometrie. *Wieck, H. H.* (Hrsg.). Janssen-Symposien, Bd. 8, Düsseldorf 1973
72. *Lehrl, S.:* Psychopathometrie. In: Schlaf- und Verhaltensstörungen im Alter. *Wieck, H. H., F. Böcker, E. Lang* (Hrsg.). Witzstrock, Baden-Baden – Brüssel 1973
73. *Lehrl, S.:* Manual zum MWT-B. perimed, Erlangen 1977
74. *Lehrl, S.:* Was kann die Psychopathologie von der Informationspsychologie erwarten? Grundlagenstud. Kybern. Geistesw. 20 (1979), 97–108
75. *Lehrl, S.:* A model of informational psychostructure within various branches. Proceedings of the 9th. International Congress on Cybernetics, Namur 1980. Association Internationale de Cybernetique, Namur 1980
76. *Lehrl, S.:* Zur Abhängigkeit der psychopathometrischen Testkonstruktion und -analyse von neuropsychiatrischen Modellen. In: Frühgeriatrie. Diagnostische und therapeutische Aspekte. *Fischer, B.* (Hrsg.). Cassella-Riedel, Frankfurt/Main 1980
77. *Lehrl, S.:* Informationspsychologie. In: Enzyklopädie Naturwissenschaft und Technik, Jahresband 1982. Moderne Industrie, Landsberg 1982
78. *Lehrl, S.:* Informationspsychologische Barrieren im Gesundheitsbildungsgespräch. In: Rehabilitationsstudie Baden. *Beck, M., W. Eissenhauer, B. Fischer, H. Löffler* (Hrsg.), Braun, Karlsruhe 1982
79. *Lehrl, S.:* Medizintermini im Patientenverständnis. In: Enzyklopädie Naturwissenschaft und Technik, Jahresband 1982. Moderne Industrie, Landsberg 1982
80. *Lehrl, S., H. Abraham:* Patienten-Testung mit Computer. Enzyklopädie Naturwissenschaft und Technik, Jahresband 1983. Moderne Industrie, Landsberg 1983
81. *Lehrl, S., R. Baer, F. G. Röth:* Ein Versuch verteilungsunabhängiger Strukturanalysen bei der zyklothymen Depression. Psychopathometrie 1 (1975), 40–56
82. *Lehrl, S., L. Blaha:* Pathologische Veränderungen der Kurzspeicherkapazität. Grundlagenstud. Kybern. Geistesw. 21 (1980), 76–87
83. *Lehrl, S., K. Cziske, L. Blaha:* Schmerzmessung durch die Mehrdimensionale Schmerz-Skala MSS. Handanweisung. Vless, Vaterstetten-München 1980
84. *Lehrl, S., R. Cziske, L. Blaha, J.-U. Brückmann:* Problematik der eindimensionalen Schmerzerfassung. In: Schmerzforschung – Schmerzmessung – Brustschmerz. *Struppler, A., M. Gessler* (Hrsg.). Springer, Berlin – Heidelberg – New York 1981
85. *Lehrl, S., H. Daun, R. Schmidt:* Eine Abwandlung des HAWIE-Wortschatz-Tests als Kurztest zur Messung der Intelligenz Erwachsener. Arch. Psychiat. Nervenkr. 214 (1971), 353–364
86. *Lehrl, S., H. Erzigkeit:* Psychopathometrische Verfahren bei der Prüfung von Psychopharmaka: Zur Frage der Rentabilitätserhöhung. Int. Pharmacopsychiat. 12 (1977), 25–37
87. *Lehrl, S., H. Erzigkeit, J. V. Galster:* Versuch der unverzerrten Messung der Gegenwartsdauer. Grundlagenstud. Kybern. Geistesw. 18 (1977), 1–11

88. *Lehrl, S., H. H. Fuchs, H. Erzigkeit, G. Nusko, H. Schumacher, J. Lugauer:* Verlaufsdarstellung von Funktionspsychosen. Münch. med. Wschr. 121 (1979), 1291–1294
89. *Lehrl, S., H. H. Fuchs, J. Lugauer, H. Schumacher, G. Nusko:* Manual zur Funktionspsychose-Skala-B. Vless, Vaterstetten-München 1977
90. *Lehrl, S., A. Gallwitz:* Erlanger Depressions-Skala EDS. 2. verb. und erw. Aufl. Vless, Vaterstetten-München 1983
91. *Lehrl, S., A. Gallwitz, H. Assenbaum, G. Dobmann-Murrmann:* Theoretische und empirische Untersuchungen zur Eindimensionalität der Schweregrade von Funktionspsychosen. In: Messung und Meßverfahren in der Psychopathologie. *Erzigkeit, H., S. Lehrl, L. Blaha, B. Heerklotz* (Hrsg.). Vless, Vaterstetten-München 1978
92. *Lehrl, S., A. Gallwitz, L. Blaha:* Kurztest für allgemeine Intelligenz KAI. Vless, Vaterstetten-München 1980
93. *Lehrl, S., A. Gallwitz, H. Erzigkeit, L. Blaha:* Wann liefern Selbstbeurteilungsskalen ein falsches Bild vom Therapieverlauf endogener Depressionen? Therapiewoche 28 (1978), 4150–4159
94. *Lehrl, S., A. Gallwitz, R. Straub, B. Straub, W. Kinzel:* Leistungstest für endogene Depressionen (LtD). Manual. Vless, Vaterstetten-München 1977
95. *Lehrl, S., J. V. Galster:* Psychopathometrie und homogene Syndromdynamik. Schweiz. Arch. Neurol. Psychiat. 118 (1976), 167–174
96. *Lehrl, S., E. Jarmark:* Informationsverarbeitung im höheren Lebensalter. In: Gehirn-Jogging. *Fischer, B., S. Lehrl* (Hrsg.). Narr, Tübingen 1983
97. *Lehrl, S., W. Kinzel:* Die Standardskala der kritischen Differenz. Diagnostica 14 (1973), 75–88
98. *Lehrl, S., W. Kinzel, G. Knapp, H. Schubert:* Konzepte und Vorzüge von Kurztests in der Psychopathologie. Psychiatria clin. 8 (1975), 159–166
99. *Lehrl, S., B. Straub, R. Straub:* Informationspsychologische Elementarbausteine der Intelligenz. Grundlagenstud. Kybern. Geistesw. 16 (1975), 41–50
100. *Lehrl, S., R. Straub, B. Straub:* Ein Vergleich von Beurteilungsskalen und Leistungsverfahren für die Schweregradmessung zyklothymer Depressionen. Pharmakopsychiatr. 9 (1976), 247–265
101. *Lienert, G. A.:* Testaufbau und Testanalyse, S. 246. Beltz, Weinheim 1969
102. *Lienert, G. A.:* Altersstabilität und Altersmutabilität als psychologische Aspekte von Psychometrie und Psychopathometrie. Z. Gerontol. 15 (1982), 3–4
103. *Lindenberg, W.:* Fehlbeurteilungen Hirnverletzter. Dt. Gesundh. Wes. 7 (1947), 225–228
104. *Lindenberg, W.:* Grundsätzliches zur Frage der Anerkennung von Hirnverletzungen. Psychiat. Neurol. med. Psychol. 5 (1949), 145–156
105. *Littmann, E.:* Zur Psychodiagnostik von Hirnschäden und Hirnschadensfolgen im Erwachsenenalter. Psychiat. Neurol. med. Psychol. 27 (1975), 641–659
106. *Littmann, E., H. G. Schmieschek:* Psychopathometrische Methoden zur Erfassung der Bewußtseinslage bei Patienten mit hirnorganischen Erkrankungen. Z. ärztl. Fortbild. 78 (1984), 129–132
107. *Loewer, H. D.:* Die Wechselwirkung organischer und psychosozialer Faktoren bei der Ausprägung der Persönlichkeit der Hirngeschädigten. Ber. 26, S. 492. Kongr. Dt. Ges. Psychol., Göttingen 1969
108. *Lord, F. M., M. R. Novick:* Statistical theory of mental test scores. Addison-Wesley, Reading (Mass.) 1968
109. *Mache, W.:* Psychische Probleme und Partnerschaftskonflikte von Dauerdialysepatienten. Diss., Erlangen 1983
110. *Möller, H. J.:* Methodische Grundprobleme der Psychiatrie. Kohlhammer, Stuttgart – Berlin – Köln – Mainz 1976
111. *Möller, H. J., D. v. Zerssen:* Psychopathometrische Verfahren I. Allgemeiner Teil. Nervenarzt 53 (1982), 493–503
112. *Peters, U. H.:* Wörterbuch der Psychiatrie und medizinischen Psychologie, 2. Aufl. Urban & Schwarzenberg, München – Wien – Baltimore 1977
113. *Petrilowitsch, N.:* Beiträge zu einer Struktur-Psychopathologie. Karger, Basel 1958
114. *Petrilowitsch, N.:* Zur Strukturtheorie der endogenen Psychosen. Schweiz. Arch. Neurol. 81 (1958), 322–343
115. *Petrilowitsch, N.:* Die Schizophrenie in strukturpsychiatrischer Sicht. I. Mitteilung. Psychiatria clin. 2 (1969), 289–306
116. *Petrilowitsch, N., I. Winau, R. Baer:* Die Schizophrenie in strukturpsychiatrischer Sicht. II. Mitteilung. Ergebnisse katamnestischer Untersuchungen an 120 Kranken. Psychiatria clin. 3 (1970), 257–273
117. *Pilatsch, G.:* Ergebnisse der Prüfung mit dem Defekttest bei Personen im Greisenalter. Diss., Erlangen 1975
118. *Popper, K. R.:* Logik der Forschung, 4. verb. Aufl. Mohr (Paul Siebeck), Tübingen 1971

119. *Popper, K. R.:* Objektive Erkenntnis. Hoffmann und Campe, Hamburg 1973
120. *Raabe, G.:* Quantitative Antriebsanalyse. Diss., Köln 1966
121. *Rickert, H.:* Die Grenzen der naturwissenschaftlichen Begriffsbildung. Eine logische Einleitung in die historischen Wissenschaften, 1896, 4. Aufl. Mohr, Tübingen 1921
122. *Rickert, M.:* Kulturwissenschaft und Naturwissenschaft, 1899, 6. Aufl. Mohr, Tübingen 1926
123. *Röth, F. G., S. Lehrl, W. Kinzel:* Besteht ein Zusammenhang zwischen dem *Wechsler*schcn Abbauquotienten und dem Schweregrad von Funktionspsychosen? Neurol. Psychiat. (Psycho) 4 (1978), 383–386
124. *Rothmeier, H.:* Sind bei Dauerdialysepatienten funktionspsychotische Störungen nachweisbar? – Verlaufsuntersuchungen zu einem bisher nicht geklärten Problem. Diss., Erlangen 1984 (in Vorbereitung)
125. *Salomo, G.:* Prüfung des Syndrom-Kurztests auf seine Retestreliabilität an 120 durchschnittlich intelligenten Patienten. Diss., Erlangen 1983
126. *Scheid, W.:* Gedenkrede anläßlich der akademischen Trauerfeier für Hans Heinrich Wieck. In: Forschung an der Universitäts-Nervenklinik Erlangen. Festschrift zum 60. Geburtstag von *H. H. Wieck,* S. 4–5. Böcker, F. (Hrsg.). Schattauer, Stuttgart–New York 1980
127. *Schischkoff, G.* (Hrsg.): Philosophisches Wörterbuch. Kröner, Stuttgart 1957
128. *Schneider, K.:* Klinische Psychopathologie, 5. neu bearb. Aufl. Thieme, Stuttgart 1959
129. *Schreindl, K.:* Untersuchungen zur Reliabilität des SKT (Formen A–E) bei Personen im Alter von 63–93 Jahren mit einem IQ über 110. Diss., Erlangen 1985 (im Druck)
130. *Schröder, P.:* Geistesstörungen nach Kopfverletzungen. Enke, Stuttgart 1915
131. *Schubert, H., M. Bonelli, A. Lochs:* Zur Therapie des schweren Abstinenzsyndroms und des Prädelirs. In: Therapie akuter psychiatrischer Syndrome. *Kryspin-Exner, K., H. Hinterhuber, H. Schubert* (Hrsg.). Schattauer, Stuttgart–New York 1980
132. *Schubert, H., W. W. Fleischhacker, I. Demel:* Bromocritia bei organischen Depressionen. Pharmakopsychiatria 3 (1982), 103–106
133. *Schulte, W.:* Zur Begutachtung der Commotio und Contusio cerebri. Medsche Klin. 5 (1951), 129–135
134. *Schumacher, H.:* Felduntersuchungen in Familien von ehemaligen Patienten, die mehr als zwei Jahre zuvor mit der Diagnose Hirnkontusion entlassen worden waren. Psychol. Dipl.-Arbeit, Erlangen (in Vorbereitung)
135. *Schwemmer, O.:* Theorie der rationalen Erklärung. Zu den methodischen Grundlagen der Kulturwissenschaften. Beck, München 1976
136. *Schwenk, J.:* Aspekte der Lebenszufriedenheit im höheren Lebensalter. Eine empirische Untersuchung. Diss., Erlangen 1985 (im Druck)
137. *Selg, H.:* Einführung in die experimentelle Psychologie, 4. überarb. Aufl. S. 13, 14, 24–32. Kohlhammer (Urban-TB Nr. 98), Stuttgart – Berlin – Köln – Mainz 1975
138. *Sixtl, F.:* Meßmethoden der Psychologie, S. 13–32, 433–435. Beltz, Weinheim 1967
139. *Spiegel, B.:* Über die Notwendigkeit biotischer Versuchsansätze in der Verhaltensforschung, S. 126. Ber. 24. Kongr. Dt. Ges. f. Psychol. (1965), 409–413
140. *Stäcker, K. H.:* Die gehemmte Frau. Kohlhammer, Stuttgart – Berlin – Köln – Mainz 1981
141. *Stäcker, K. H., H. H. Wieck:* Das psychopathometrische Verlaufsbild bei körperlich begründbaren Psychosen. Arch. ges. Psychol. 116 (1964), 386–396
142. *Thümmler, M.:* Besteht ein Zusammenhang zwischen dem Schweregrad des Defektsyndroms nach Hirnkontusion und partnerschaftlichen und/oder sexuellen Problemen? Diss., Erlangen 1985 (in Vorbereitung)
143. *Wellek, A.:* Die Wiederherstellung der Seelenwissenschaft im Lebenswerk Felix Kruegers, S. 2. Meiner, Hamburg 1950
144. *Wellek, A.:* Das Problem des seelischen Seins, 2. verb. u. erw. Aufl. Hain, Meisenheim – Wien 1953
145. *Wellek, A.:* Ganzheitspsychologie und Strukturtheorie. Francke, Bern 1955
146. *Wellek, A.:* Psychologie, Dalp-TB, Bd. 372 D, S. 63, 64. Francke, Bern 1963
147. *Wellek, A.:* Die Polarität im Aufbau des Charakters 3. neu bearb. Aufl., S. 112–119. Francke, Bern – München 1966
148. *Wieck, H. H.:* Zur Klinik der sogenannten symptomatischen Psychosen. Dt. med. Wschr. 81 (1956), 1345–1349
149. *Wieck, H. H.:* Zur Psychopathologie des traumatischen Hirnschadens. Dt. med. Wschr. 87 (1962), 1140–1143
150. *Wieck, H. H., H. Erzigkeit:* Zur Anwendung psychopathometrischer Kurztests im klinischen Bereich, S. 43–46. Krankenhausarzt 51 (1978), 31–36
151. *Wieck, H. H., K. H. Stäcker:* Gestalttheoretische Probleme in der Psychiatrie. Top. Probl. Psychiat. (Karger) 1 (1964), 74–95

152. *Wieck, H. H., K. H. Stäcker:* Zur Dynamik des „amnestischen" Durchgangs-Syndroms. Arch. Psychiat. Nervkrankh. 205 (1964), 479–512
153. *Windelband, W.:* Geschichte und Naturwissenschaft. Rektoratsrede, Straßburg 1894. In: Präludien. Aufsätze und Reden zur Einführung in die Philosophie, 9. Aufl., Bd. 2. Mohr, Tübingen 1924
154. *Wundt, W.:* Grundriß der Psychologie, 11. Aufl., S. 25. Engelmann, Leipzig 1913
155. *von Zerssen, D.:* Psychopathometrische Verfahren und ihre Anwendung in der Psychiatrie, S. 149, 150. In: Die Psychologie des 20. Jahrhunderts, Bd. X. *Peters, U. H.* (Hrsg.). Kindler, Zürich 1980
156. *Zuhorst, G.: Rezension zu G. Jüttemann:* Psychologie in der Veränderung. Psychologie heute 6 (1984), 70–71

Autoren

Prof. Dr. med. R. Baer
Ltd. Oberarzt der Psychiatrischen Universitätsklinik Erlangen
Schwabachanlage 6
8520 Erlangen

Dr. med. F. M. Böcker
Psychiatrische Universitätsklinik Erlangen
Schwabachanlage 6
8520 Erlangen

Prof. Dr. rer. nat. Dr. med. habil. W. Kinzel
Diplom-Psychologe
Leiter der Abtlg. für Med. Psychologie und Psychopathometrie
Psychiatrische Universitätsklinik Erlangen
Schwabachanlage 6
8520 Erlangen

Prof. Dr. med. E. Lungershausen
Direktor der Psychiatrischen Universitätsklinik Erlangen
Schwabachanlage 6
8520 Erlangen

Dr. phil. Alice Rössler
Bibliotheksdirektorin an der Universitätsbibliothek Erlangen – Nürnberg
Universitätsstraße 4
8520 Erlangen